中医经典古籍集成（影印本）

三科辑要

清·何梦瑶 辑
李剑 张晓红 选编

SPM 南方出版传媒
广东科技出版社
·广州·

图书在版编目（CIP）数据

三科辑要 / （清）何梦瑶辑．—影印本．—广州：广东科技出版社，2018.4

（中医经典古籍集成）

ISBN 978-7-5359-6892-0

Ⅰ．①三… Ⅱ．①何… Ⅲ．①小儿疾病—中医治疗法 ②痘疹—中医治疗法 ③妇科病—中医治疗法 Ⅳ．①R272②R271.9

中国版本图书馆CIP数据核字（2018）第045348号

三科辑要

SANKE JIYAO

责任编辑：曾永琳　李希希

封面设计：林少娟

责任校对：梁小帆　蒋鸣亚

责任印制：彭海波

出版发行：广东科技出版社

（广州市环市东路水荫路11号　邮政编码：510075）

http：//www.gdstp.com.cn

E-mail：gdkjyxb@gdstp.com.cn（营销）

E-mail：gdkjzbb@gdstp.com.cn（编务室）

经　　销：广东新华发行集团股份有限公司

印　　刷：广州一龙印刷有限公司

（广州市增城区荔新九路43号1幢自编101房　邮政编码：511340）

规　　格：889mm×1 194mm　1/32　印张12　字数240千

版　　次：2018年4月第1版

2018年4月第1次印刷

定　　价：99.00元

清·何梦瑶 辑

三科辑要

据北京中医药大学图书馆藏清光绪二十一年（一八九五年）广州拾芥园刻本影印

光緒二十壹秊栞

南海何夢瑤輯

三科輯要

廣州雙門底拾芥園珍藏

嘗謂學不究天人者不足以窮醫道之蘊識不貫陰陽者不足以造醫道之深此醫道之所以必徧於儒而非膚學者之所能問津也南海　夢瑤何君夙躭經史兼擅岐黃昔嘗著醫碥一書其根究病源常有深透數重之見其辨論雜症更有不遺毫末之思洵足見觸類旁通無法不備矣而其於嬰科痘科婦科尤爲研精殫思批郤導窾因辨症訂方輯成兩卷所載病情脈象分條折縷窮流塞

源實足補古人所未備此誠活世之金丹濟人之寶筏也茲拾芥園主人因舊刻漫滅重刊是編以公同好爰弁數言俾後之讀是書者當咸知 先生壽世之心也乎

光緒歲在旃蒙協洽秋日穀旦 番禺後學潘湛森拜序

三科輯要目錄

嬰科

痘科附疹

痘中諸証

婦科

胎前

嬰科輯要

南海何夢瑶報之輯

所輯皆嬰兒之所獨有其診法及餘証與大人同者已詳四診及醫碥中不重列

拭口

初生即用軟棉裹指拭淨口中不潔繼以胭脂蘸茶清擦口舌齒頰間可免一切口病（古謂兒在胎中口含血餅須取之恐咽下穢汚之毒入於命門為痘瘡之根非也兒在胞中惟藉氤氳精氣以生養之耳安得有血餅在口如果藉此以生養則血餅乃其至寶又何惡毒之有耶惟產時汚血流入兒口則有之矣）繼用甘草煎濃汁棉蘸令兒吮之可解胎毒　胎熱者黃連汁滴兒口

中以臍糞下爲度

斷臍

剪刀烘熱乃剪留六寸以線紮其端火器烙剪口次用細熟艾繞臍封裹或棉花亦可乃盤臍蒂於上糝以胡粉甑帶灰乾薑白石脂棉灰各等分 麝香少許各末約一錢如藥不備用枯礬末亦可再用軟絹新棉裹之以防風邪外入仍須時防尿濕

藏胎衣

擇向陽高燥之地天德月空之方埋之天德正月在丁方 二月在坤方 二月在壬方 四月在辛方 五月在乾方 六月在甲方 七月在癸方 八月在艮方 九月在丙

方　十月在乙方　十一月在巽方　十二月在庚方　月空單月在丙壬方　雙月在甲庚方

浴兒

用桃槐桑梅柳各枝熬水再加猪膽汁以去污穢滋潤肌膚令胎瘡不生

生下不啼

或因難產或因寒逼氣閉所致急以葱鞭其背或手輕擊之以醒其神通肺氣寒逼者且勿剪臍抱護懷中油撚點火於臍帶下往來燒薰使煖氣入腹寒盛陽虛者可用否則爲害不小

不乳

嘔吐者因臍屎未下腹滿也一捻金一多啼面色青白者胎寒腹痛也匀氣散一支厥者理中湯一

眼不開 眼胞爛

胎熱蘊於兒脾故眼胞脈絡緊束不能開也服生地黃湯一外用熊膽黃連各少許滾湯泡洗 眼胞爛生地黃湯外用真金散一點目

吐不止

臍屎不下便秘腹脹者一捻金一生後冒寒犯胃曲腰而啼者香蘇飲二原受胎寒面青白支冷口吐清稀白沫者理中湯一胎熱面黃赤四支溫吐黃涎酸粘者一

陳湯、二 加黃連

不小便

初生不小便、胎熱也、導赤散、二 熱盛者、八正散、二 外用豆豉膏、二 貼其臍自通、

不大便

初生一二日即大便、謂之臍屎、此腸胃通潤也、如二三日不大便、名鎖肚、用硃砂如豆大、研細、水飛、蜜調與服、最能清熱潤腸、且能定驚鎮心、不應、用一捻金、一次、令婦人溫水嗽口、咂兒前後心、手足心、並臍下、以皮見紅赤色爲度、自通、

二便俱閉

胎熱太盛也急用前咂五心法以木通散二一行其熱紫霜丸三三開其結可救若延至七日肚腹硬脹常作呻吟殆矣

肛門內合

一由熱毒太甚壅結肛門急服黑白散三外用蘇合丸三作棗核狀納肛門中令香氣開透可救一由脂膜遮瞞無隙可通先以金玉簪透之刺破脂膜再以蘇合丸如前法治之

胎黃赤青黑

徧身面目皆黃如金乃胎中濕熱所致微黃者生地黃湯三 深黃者犀角散四 若赤如塗丹胎熱甚也清熱解毒湯四

便秘者蔣氏化毒丹四 周身青黑時當嚴寒者落地時爲寒氣所侵也抱護懷中身溫卽轉紅活青黑不甚時非秋冬則爲胎中受寒理中湯一

初生無皮

由父母楊梅結毒者分稟受染受父母先患楊梅後結胎爲稟受兒生周身色赤無皮隨卽腐爛百不一生若先結胎後患楊梅爲染受兒或上身或下身赤爛頭項

坑凹或二陰口眼耳鼻破爛色帶紫黑換肌消毒散四人中黃細末三五分土茯苓煎湯調稀日二三服外敷清涼膏四或紫金錠五磨塗或鵞黃散五由月分未足生產太早者徧體紅嫩而光若水浸漬是也當歸飲五外用早稻白米粉時時撲之其皮漸生神效

噤口

由胎熱致舌上生瘡如黍米狀吮乳不得啼聲漸小龍膽湯五疏利之若腹脹硬二便不通紫霜丸三若口吐白沫牙關緊急者乃胎熱內結復為風邪所襲當以秘方擦牙散五先擦其牙關次服辰砂全蝎散六証退

調和脾胃勻氣散一

撮口

狀如囊口吮乳不得舌强唇青面色黃赤乃心脾之熱受自胎中如氣高痰盛者辰砂薑蠶散六二便不通者紫霜丸三身熱多驚者龍膽湯五手足搐搐者撮風散六急救勿遲若更口吐白沫四支厥冷不治

鵞口

白屑生滿口舌如鵞之口也此胎熱蘊於心脾清熱瀉脾散六外用髮蘸井水拭口搽保命散六日三次白退自安若口舌糜爛不能吮乳難矣

懸癰

喉裏上腭腫起，如蘆葶盛水狀者是也。此胎毒上攻，以棉纏長針留鋒，刺去青黃赤汁，未消者次日再刺，刺後以鹽湯拭口，糝如聖散六或一字散七

重齦

胎毒在胃，牙齦腫如水泡也。針刺破，以鹽湯拭淨，服清胃散七，敷一字散七

吐舌弄舌

舌伸長而收緩曰吐，在口動搖曰弄，皆心脾熱也。外証面紅煩渴，尿赤便穢，瀉心導赤湯七，瀉黃散七

重舌木舌

舌下根腫形似小舌曰重舌清熱飲七外吹凉心散七舌腫滿木硬不能轉動曰木舌瀉心導赤湯七外敷川消散八此皆心脾熱甚治遲不救

臍濕臍瘡

水浸尿濕浸漬不乾敷滲臍散七甚則焮赤成瘡敷金黄散八

臍風

斷臍不慎浴兒不謹致風寒水濕之氣入臍腹脹臍腫日夜啼叫急用驅風散八如大便不通肚脹而硬風兼

實也、黑白散、三 面青支冷、二便不實風兼虛也、理中湯、一 痰涎壅盛氣高喘急風兼痰也、辰砂殭蠶散、六 身體壯熱面赤口乾風兼熱也、龍膽湯、五 面青嘔吐、曲腰多啼風兼寒也、益脾散、八 撮口唇青抽搐不止、風兼驚也、撮風散、六 臍邊青黑、口噤不開者是爲內搐、不治、臍風見於一臘者、即七日內亦不治、蓋初生血氣未凝病已中藏不可爲也、

臍突

熱蘊腹中、不得發泄、故頻頻伸引、睡臥不寧、努脹其氣冲入臍中、致臍忽腫赤突出、虛大光浮、此因胎熱與臍

風不同犀角消毒飲八若腫突如吹不赤捻動微响或驚悸作啼者白芍藥湯八如苡仁勿妄用寒藥敷貼致冰毒爲害用二豆散可也八

臍寒瀉　驚瀉　傷乳食瀉

斷臍失護風冷透入大腸致瀉其糞色青白腹痛腸鳴先用和氣飲八溫散之再以調中湯九溫補之　因受驚嚇肝火動脾而瀉者糞稠如膠色青如苔先以益脾鎮驚散九定驚次以養脾丸九理脾　乳食過多不化致瀉者腹熱凡熱瀉者按其腹必熱　脹惡食小便赤澁先用保安丸九消其積次用平胃散和其脾五十

哯乳　哯吐也

面赤便秘手足指熱者熱吐也和中淸熱飮九面色青白糞青多沫手足指冷者寒吐也溫中止吐湯十口熱唇乾肚腹飽脹夜臥不寧手足心熱吐乳成片者傷乳吐也消乳丸十保和丸十嘔吐痰涎者停痰吐也桔梗二陳湯十若乳多而溢出者但節乳不須藥

夜啼盤腸痛

啼聲不揚曲腰皺眉面色青白手足冷脾寒腹痛也名盤腸氣痛寒氣盤據腸胃間也白豆蔲散十面赤唇紅身腹俱熱小便不利煩燥啼而仰身見燈愈煩者心熱也導赤散

二若無已上形証但多啼哭者用蟬花散最當十有淚者哭也無淚而乾叫者啼也○再按腹痛用熨臍法佳

十

驚風

急驚 天釣 慢驚 內釣 慢脾驚

急驚風者由心肝熱盛驟發肝木屬風肝之熱氣飄忽鼓動急暴若風也此爲內風非由外感風邪也熱乘心則心神動而驚非由外觸異形異聲有所畏懼也喻嘉言謂小兒氣怯神弱凡遇異形異聲驟然驚惕跌仆其候面青黄青多哭常過于分別如見熟人則安見生人則畏懼之類與內熱神迷不知人事無所畏懼者異細勘自見其說甚允

但謂小兒腠理未密，易於感冒風寒，因而鬱熱於內，不與解散而用金石藥寒其中，以致外邪不解，深入臟腑云云，乃舉隅之論，非謂必肝之熱，必由外感鬱成也。熱自內生，自應用清涼鎮墜為是。更細論之，因熱生驚固矣，亦豈無因驚生熱者？蓋驚則火起於心，兒本心肝伏熱，伏而待發，因觸異形異聲，必忽驚跳，伏火隨發，必神昏迷，固有之矣。清熱鎮驚湯，十一 或安神鎮驚丸十一可也。若因驚而病，神識明白，如喻氏所云者，是內無積熱者也。止須安神，神安而驚自止，硃砂伏神棗仁龍齒等可用。若大驚致神氣散亂者，當加補藥。若並無外觸致驚，但因內熱生驚者審是外感鬱熱必先有頭痛身熱無汗鼻流清涕等証羌活散主之十一審無外感但由肝心火盛者涼驚丸十一涼膈散十一瀉青丸十二瀉心導赤湯七擇用　熱盛而痰多者牛黃丸十二清熱化痰湯十二凡屬內火證多暴發面紅唇赤壯熱煩燥二便秘澀痰壅氣促甚者牙關噤急卒仆無知搐肘臂伸縮搦十指開合掣肩頭相撲顫手足搖動反身仰向後引手若開弓竄目直而怒視睛露不活等証出現抽搐等証皆肝病也急慢驚俱有之但急驚則勢勁慢驚則勢緩耳卒倒時急用通關散三十六吹鼻有嚏可救無嚏不治

此証加以眼目上翻頭仰身反名角弓反張爪甲色青名天

鈎痰盛兼搐者九龍控涎散二十驚盛者牛黃散二十鈎藤飲三十爪甲皆青者先用蘇合香丸三以通其氣血之滯

急驚多用寒涼之藥但得痰火退後即當調補氣血若過用寒涼必致轉成慢驚故証候一退餘熱尚在者琥珀抱龍丸三十若脾虛多痰清心滌痰湯三十隨証調理

慢驚証以漸見無卒然昏仆之事面色淡白或青身必溫涼不熱靜睡眼合或露睛脉遲緩神氣衰憊大便青色此因素日脾胃虛弱或由急驚過用寒涼傷其脾胃所致脾胃虛寒木邪來尅肝風內動上冲乎心而驚故曰慢驚此雖屬虛寒然正氣尚未大損常有夾熱夾痰

等症，以寒則逼火上浮，而脾氣虛弱，不運則生痰飲也。夾痰者，醒脾湯十三；甚者青州白丸子。十四 肝風盛者必見搐搦，時作時止，勢亦緩于急驚，緩肝理脾湯三六；或柴芍六君子湯。十四 夾熱者，身熱心煩，清心滌痰湯。十三

此證若更見傴僂，曲腰腹痛，口吐涎沫，目有紅絲血點者，名內釣，肝寒也。搐搦甚者，鈎藤飲；十三 急啼腹痛者，木香丸。十四 支冷甲青，唇口黑者，養臟散，十四 庶可保生。

若慢脾驚，則純是陰寒，多由吐瀉之久，脾氣大傷，肝風內尅所致。其證閉目搖頭，面唇青黑，額汗昏睡，支冷，舌短聲啞，頻嘔清水，宜大補脾胃，回陽。吐瀉亡陽者，溫中

補脾湯十四大病後成者固眞湯十五四支厥冷者理中湯一加附子急救之

癇証詳醫編

其病卒然仆倒痰涎壅盛口吐白沫狀類急驚而口作六畜之聲又但一食之頃卽醒仍如無病人爲異又抽搐似痙而四體柔軟非若痙之反張一身強硬也　有因慢驚後痰入心包而得發時手足厥冷偃臥面色青白聲音微小脉沉細此爲陰癇輕者醒脾湯十三重者固眞湯十五病退定癇丹十五調之　有因急驚後痰入心包而成者發時身熱自汗仰臥面赤脉洪數此爲陽癇龍

膽湯五瀉青丸十二痰盛者四製抱龍丸十五因被驚嚇心神飛越痰乘虛入心而得者發時吐舌急叫面色乍紅乍白悚惕不安如人將捕之狀此爲驚癇先服大青膏十五次服鎮驚丸十六有在胎中受驚而成者名胎癇亦照此治有因平素多痰侵入心包而成者發時痰涎壅塞喉間氣促多吐痰沫此爲痰癇先服一捻金一次服硃衣滾痰丸十六有乳食過度致生痰熱而得者其初面黃腹滿吐利酸腐後變時時發搐妙聖丹十六有因外感風邪鬱爲痰熱而得者發時目青面紅手如數物輕則化風丹十六重則羌活桂枝湯十六風兼痰者牛黃丸十六

疳証

疳者乾也由積熱消耗血液身體乾瘦也在小兒名疳在大人名勞十五歲以上爲大人所以得積熱者則或由乳食肥甘無節或由病熱失清所致初起尿如米泔午後潮熱日久肚大堅硬青筋暴露肌肉消瘦皮毛憔悴面色青黃眼睛發脡

一脾疳面黃肌瘦發熱困倦喜睡好食生米泥炭肚腹脹硬疼痛有時吐瀉口乾煩渴口吻赤爛者是也先用消疳理脾湯十七肥兒丸十七攻其積凡疳必有積後以參苓白朮散十七調其脾

一肝疳，面目爪甲皆青，眼生眵淚，搖頭揉目，項側結核，頻咬指甲，糞青如苔，青筋絆肚者是也。先用柴胡清肝散十七蘆薈肥兒丸十八清其熱，病少退以逍遙散十八抑肝扶脾湯十八調之

一心疳，面紅目脉赤，壯熱自汗盜汗，驚煩弄舌嚙齒，尿紅，手足心熱，睡喜伏臥，渴飲者是也。瀉心導赤湯七兼驚者珍珠散十八，病久虛熱者茯神湯十九

一肺疳，咳嗽衄血，毛髮枯焦，皮生粟瘡，肌膚乾燥，皺錯鼻常流涕，瘡痒手常摳鼻者是也合鼻疳看。先用生地清肺飲十九繼用甘露飲十九，日久肺虛者補肺散十九

一腎疳，面色黧黑，腦熱足冷，齒齦出血，耳瘡出水，喜臥濕泥者是也。先用金蟾丸十九，繼以九味地黃丸十九。脾腎並虛者，調元散二十。

頭皮光急，或毛焦髮結如穗，腦生餅瘡，頭熱，名腦疳。龍膽丸二十。煩熱羸瘦者，龍腦丸二十。外用龍腦散吹鼻二十。

眼痒澁赤爛，胞腫疼，白膜遮睛，羞明流淚，名眼疳，肝熱上攻也。先用瀉疳散二十，再用清熱退翳湯二一。久不愈，當調補逍遙散十八，或羊肝散二一。

鼻塞或流涕，赤痒疼痛，下連唇際，浸淫潰爛，曰鼻疳，肺熱上攻也。熱盛者清金散二一，蔣氏化毒丹四。虫蝕者化

虫丸二一外吹鼻疳散二二或蟬殼散二二

牙齗肉赤爛疼痛出血口臭牙枯脫落穿腮蝕唇名牙疳胃熱上攻也詳醫編齒門急用消疳蕪荑湯二二繼以蘆薈肥兒丸十九外敷牙疳散二二此証必胃强能食可勝峻藥乃可生機

手擊其背空若鼓鳴脊骨瘦露如鋸齒名脊疳此積熱生虫蝕脊膂也最危先以蘆薈丸殺虫二二繼用金蟾散消疳二三

煩燥多啼肚腹攪痛口唇或紅或白口溢清涎肛門濕痒名虫疳先用史君子散二三不愈下虫丸二三虫退肥兒

丸十七調補

頸項生瘡或項內有核如彈按之轉動軟而不疼其中有虫如米粉不速破之使蝕臟腑便利膿血羸瘦名無辜疳　由乳母有病傳染或因浣衣夜露被無辜鳥即九頭虫鳥落羽所污故致此先以柴胡飲清熱二三再以蘆薈肥兒丸消疳十八

徧身骨露其狀似丁手足枯細項小肚大臍突尻削骨蒸潮熱神倦身軟名丁奚疳先以五疳消積丸二三化其滯繼用人參啟脾丸二四理其脾

瘦如柴吐食吐虫頭骨開張日晡蒸熱名哺露疳先用

集聖丸二四消其積滯再用肥兒丸十七調理其脾若肚大有青筋又宜攻補兼施人參丸二四

凡疳瀉者當清熱滲濕清熱和中湯二四久不愈者參苓白朮散十七凡疳腫脹者御苑勻氣散二五疳痢者香連導滯湯二五疳渴者清熱甘露飲二五

凡疳病多積多虫故諸劑中多用消積殺虫之品

暴喘

俗名馬脾風由外寒鬱熱於肺胸高氣促肺脹滿喘兩脇搧動陷下作坑鼻孔搧張神氣悶亂急服五虎湯二五繼用一捻金一下之得氣開則喘自止兒生百日內見

此者多死

五軟

頭項軟手軟足軟口軟唇薄無肉軟皮寬不長也因稟受不足氣血不充使然先以補腎地黃丸二五補其先天再以扶元散二五補其後天

五硬

頭項連胸仰昂硬強難以動搖一硬由氣壅疼痛加以兩手兩足冰冷而硬陽氣不營于四末也謂之五硬總由風寒凝錮陽氣不宣之故重者小續命湯二六疏散其風寒輕者烏藥順氣散二六此爲實証若肝木乘脾食少氣弱者乃虛証

也。非有風寒外襲，加味六君子湯。二六

五遲

坐遲、行遲、齒遲，皆筋骨不足也。髮遲，四者皆腎弱，原於先天父母之虛弱也。言遲，亦先天不足，又有因驚邪乘入心氣，至四五歲尚不能言者，謂之五遲。統用加味地黃丸，二六 補中益氣湯。二六 髮遲者，苣勝丹。二六 因驚言遲者，菖蒲丸。二七

解顱

顖大不合也。由腎氣不足，腦髓不充，面色㿠白，形體瘦弱，目多白睛，悲愁少笑。先以補腎地黃丸，二五 補其陰，再以扶元散，二五 養其氣，外用封顖散二七攤貼之

顖陷

由瀉久脾虛不能上充腦髓故顖陷四面目青黃四支逆冷、六脉沉弱神氣慘淡先用補中益氣湯、二六再用固眞湯十五外用烏附膏二七攤貼、

顖塡

顖門腫起也、由氣上冲使然如見毛髮憔悴胸高氣促頻頻出汗、口唇色紅是氣熱也、大連翹飲二七或瀉青丸十二因表邪鬱熱者防風升麻湯二七如無熱証但腫而堅硬者寒也、理中湯、問寒何以腫然先熱而後轉寒者有之或下寒而逼其痰濁于上者亦有之矣

龜胸

痰熱內盛風邪外襲鬱熱不泄攻肺肺脹以致胸高咳嗽喘急先以寬氣飲二八開其氣再以百合丹二八除其痰

龜背

嬰兒坐早被風吹入脊膂遂致傴僂背曲高起如龜松蕋丹二八灸肺俞心俞膈俞各三壯或以龜尿點骨節上亦可

鶴膝風

原因稟賦不足血氣不榮肌肉消瘦骨節外露風邪易於外襲鬱熱耗血致筋脉攣縮股脛漸小膝蓋愈大血

滯痰凝阻礙正氣不得通行故往往作痛先服大防風湯二八繼服補腎地黃丸二五

肛腫翻出　肛門痒

內熱太盛所致外用蟠龍散二八消其腫五倍子老葱頭朴硝煎洗或塗坎宮錠亦佳內服皂刺大黃湯二九肛門痒者虫也下唇內必生小白瘡或耳前後生小核如串珠蘆薈丸二九外用雄黃銅綠等分為末撒之

陰腫

有兒坐濕地為寒所凝而腫者有因怒叫氣閉結聚于下而腫者俱桃仁丸二九若厥陰少陰內寒凝結者則陰

囊腫痛腹亦痛出冷汗引縮睪丸入腹痛止乃出宜烏梅散二九匀氣散二九有陰莖全縮不見或不縮而囊腫光亮不燥不疼者肝腎氣虛也橘核煎湯調匀氣散二九囊及四支俱腫二便不利者膀光蘊熱風熱相乘也白牽牛散十三有坐地下被蚯蚓或蟻吹氣而莖腫者以活鴨口對莖得鴨口氣噓之即消　女兒陰腫脹者心熱相傳也導赤湯二　或五苓散十三用薏苡車前子煎湯調服外治俱敷立消散十三

胎疝　各疝未盡者詳醫編

因孕婦啼泣過傷氣結不散蘊於胞中令兒生下腎囊

硬痛成疝輕者十味蒼蘗散三十重者金鈴散三十川楝丸三一小腹脹控睪丸且引腰脊痛者此寒束濕氣於內也加味香蘇散三一痛而冲心者加味失笑散三一少腹中有形如卵上下往來痛甚者胡盧巴丸三一外腎及囊腫大痒痛下墜疏風五苓散三一腫痛光亮者心火移熱於小腸也加味五苓散三一或導赤散二一或左或右睪丸偏墜作腫者濕也加味守效丸三二

胎瘤

胎熱血瘀所致多生頭上及胸乳間初生如李漸漸而大色紫凝硬漫腫不甚痛初生即有者候滿月後熟透

乃針之，放出赤豆汁或膿水即消初服五福化毒丹三二貼黃連膏二三潰後貼生肌紅玉膏二三若滿月後生者必待膿鼓熟透針之　若發無定處瘤皮色紅中含血絲者有自破者治法雖同但此由先天腎中伏火精有血絲所傳治雖愈終變火証潰亦難斂

胎癥瘡　又名奶癬

胎中血熱生下受風所致，生頭頂或眉端痒起白屑形如癬疥此爲乾癥若誤用盪洗致皮膚起粟搔出黃水浸淫延及遍身即成濕癥俱服消風導赤湯三二乾者抹潤肌膏二三濕者用嫩黃柏頭末與滑石末等分撒之痒

甚者、俱用烏雲膏三二搽之、膿痂過厚者、再以潤肌膏三二潤之、乳母忌食魚腥雞鵝辛辣等動風發瘡之物、

葡萄疫

大小青紫斑點、色狀葡萄、徧身皆有、腿脛居多、甚則邪毒攻胃、致牙齦腐爛、口臭出血、形類牙疳、而斑點青紫之色反淡、熱歸胃也、久則令人虛羸、初起宜羚羊角散三四、久虛者胃脾湯三四、常用米泔水漱口、日搽非疳散三四四五次、此由小兒感受疫氣、鬱於皮膚、血凝所成也、中年人下虛者亦有患此

赤遊風

先身熱啼叫驚搐、次生紅暈、由小漸大、其赤色如丹遊

走不定名赤遊風從背腹流散四支者順若由四支內歸胸腹者逆大連翹飲三四次服犀角解毒飲三四不愈藍葉散三五先用砭血法三五出毒血甚則敷神功散三五在百日內者難砭用生猪精肉牛羊肉亦可切片貼赤處微乾則換候肉片不乾乃止用如意金黃散三五調藍靛青汁敷之或用赤小豆爲末雞子清調塗乾則再塗甚效唇焦面赤煩燥者五福化毒丹三二由食滯成熱而致者舌有黃胎腹皮必熱噯腐口酸丹亦遊走煩緩宜兼消食

保嬰總論

張子和謂小兒腸胃脆弱，易飢易飽，易虛易實，易寒易熱，人皆知之矣。曲禮曰：童子不衣裘裳。說云：裘大溫，消陰氣。夫十五成童，尚不許衣裘，今養稚子，當夏裹以棉被，日不下懷，人氣相蒸，見天稍寒，即睡氈下幕，煖炕紅爐，使微寒不入，大煖不泄，最老之人尚且不可，況純陽之小兒乎。昔人謂小兒之病傷於飽，蓋乳者血從金化，其氣寒凉，雖兒食之肌肉充實（陽得陰而成實），然其體為水，多食反從濕化，濕則生熱，而吐瀉作矣。及稍能食，不察腸胃容受幾何，恣其飽啖，兒有不病者乎。又妄以紫雪進食，比金白餅之屬治之，中有巴豆杏仁熱毒之品，毒熱留內久則變生惟河間以通聖涼膈神芎益元爲治余亦嘗以牽牛大黃木通三味爲丸用治小兒諸病皆效以其病多濕熱相兼故也夫驕縱而順適之特憂其哭耳諺曰兒哭卽兒歌老子曰終日號而不嗄哭不惟無傷且藉以泄其氣之熱又何憂哉貧兒不能縱欲不如意而不敢怒富兒反是怒多而肝病脾傷故貧家成全小兒反勝富室蓋有四焉薄衣淡食少欲寡怒一也無財少藥不爲庸醫熱藥所攻二也在母腹時母日作勞氣血流動三也母既作勞多易生產四也又云兒未坐時臥以赤地天寒不可與厚衣能坐時以鐵鈴木壺雜

戲之物，置水盆中，當暑令坐其傍，掬水弄鈴，以散內熱，手得寒水，陰氣達於心中，乃不藥之藥。按熱則日軟，寒則堅强，故秋風至而草木實，子和之言豈欺我哉。愚按子和之論甚是，諺云：若要小兒安，常帶三分飢與寒，保嬰者所當三復也。

嬰科輯要終

痘科輯要

南海何夢瑤報之輯

原痘

痘乃火毒、禀自胎元、（禀胎毒故一出不再、）或父母平素多火、或結胎時、慾火熾盛、或懷孕後受熱、種種火毒、蘊於精血胞胎之中、此痘之根也、

出痘

痘毒偏藏臟腑、而以腎爲根、（痘原於先天故根於腎、腎者先天也、）藏深、故其出也不易、必待時行之氣觸之而後發、所禀之毒有微有甚、時行之氣有正有邪、故所發之症有順有逆有

險。毒微時氣正，兒壯無雜病者順也，反此者逆也，順逆相兼者險也。

痘毒徧藏五臟百骸，其出也自骨髓（屬腎）而盡達於筋（屬肝），則骨髓之毒盡解矣；又自筋盡達於肌肉（屬脾），則筋之毒盡解矣；又自肌肉盡達於血脉（屬心），則肌肉之毒盡解矣；又自血脉盡達於皮毛（屬肺），則血脉之毒盡解矣；又自皮毛盡達於顆粒，則皮毛之毒盡解矣。若達不盡，卽解矣盡而留伏爲患。

逆

痘乃火毒

發熱，其候面燥腮中含淚（火迫肝液上出）

足稍冷，或中指獨冷，男驗左，女驗右，中指乃心包絡經脉所行，凡火皆屬心，心君主不受邪，故心包相火代之用事，火方外鬱不得外達於指，故冷。耳後有紅筋，三焦脉繫耳後，火色外現，故筋紅，若色見紫則險，黑則逆。又全見五臟之證，呵欠煩悶，肝經證也，肝火受邪，脾爲所尅，困倦故阿欠，火鬱于肝，不得舒暢，故煩悶也。咳嗽噴嚏，肺經證也，肺受火邪，故喉痒而咳嗽，鼻痒而噴嚏。驚悸煩悶，心經證也，心受火邪。四肢怠倦，喜睡，脾經證也，脾受火邪。骫音委，耳後高骨耳尻尻尾骶骨俱凉，腎經證也，三者皆屬腎，腎屬水，火不勝水，故各經皆現受邪之証，惟腎經獨現不受邪之症。按痘證初發熱時，與傷寒相似，雖其熱自內發，必惡熱，喜露頭面，與傷寒惡寒者不同，亦未必有頭痛項强身體疼痛等證，然痘發而兼外感者，則亦有之，須合上文所舉諸證

細爲辨別疑似間用花紅帋作撚子如小指大蘸清油燃火閉窗戸於暗處映照顴面及心窩各處睨而視之皮膚間隱隱有紅點可見者即是痘也

痘證日期

痘以發熱三日見點三日起脹三日灌膿三日收靨三日爲常期亦有氣血旺痘毒輕易出易收成功速者亦有毒盛氣血弱難出難收成功遲者不必拘定

初熱證治

熱勢和緩毒輕可知（亦有毒重而熱微者以毒伏於內不盡發於外也須合下文各證察之）常有微汗表氣和可知（乍熱乍涼與常常灼熱者異）飲食二便如常裏和

可知神氣清爽、睡臥安然、間有驚悸、亦不妨、此爲順証、不必用藥、可見諸方皆爲險逆二証設耳、若熱勢太盛、三日後仍不退、順証三日後熱必退、今不退、火盛可知、煩燥口渴、寒戰咬牙、吐舌弄舌、詳下諸証篇、面色紅赤、驚悸多啼、不能安眠、飲食甚少、乃火毒鬱伏難出、此爲險証、若發熱神昏、悶亂妄言、毒伏於心、胸滿喘急、毒伏於肺、腹痛、毒伏於脾、腰痛、毒伏於腎、不食不眠、毒伏於胃、驚搐不止、毒伏於肝、不時乾嘔、吐血衄血便血尿血、毒伏氣血內亂、此爲逆証、順証不須用藥、逆証用藥無濟、然不忍坐視、亦須藥之以盡人事、

治法凡熱鬱不能透發者、升麻葛根湯、三七隨証加減、詳見本方、按此爲透痘毒解風寒兩得之方、不論有無兼帶外

感、俱可用之、蓋升麻解疫毒時行之痘、卽疫毒也、用此升發毒邪出表、葛根能解肌肉榮衛之熱邪、二者並用導合透發、不致內鬱、又用芍藥斂血、甘草和中、實爲初熱妙劑、古人謂見點後、卽不宜用、恐太發散、致表裏俱虛也、然此亦爲痘稀毒輕者言耳、夫痘稀毒輕者、卽爲順症、諸藥皆不必用、何獨此湯乎、當用卽用、雖見點後亦不忌、勿泥古人之說也、

若毒火熾盛、壯熱不已、爪甲青紫熱滯血凝四肢厥冷、熱鬱於內不外達、惡熱頭汗、胃熱上蒸、通身蒸蒸汗出、火逼津液大小便閉、腸胃熱結譫語煩亂火擾心神、大渴引飲、唇舌焦裂、舌生芒刺、失血腰痛、已上諸証、非逆則險急

用歸宗湯三七峻攻火邪遲則不救若但面赤心煩口渴抽搐毒鬱於經不得宣透故抽搐也清解散三七若形氣虛弱不能送毒外出其面色淺淡不紅身微熱四支微溫倦怠嗜臥本方加參耆以托之　若兼外感風寒証見惡寒無汗頭痛項强徧身痠疼喘急咳嗽脉見浮緊者蘇解散三八若傷食証見嘔吐煩渴噯腐大便酸臭者寬中透毒飲三八更見大便秘小便赤澁腹皮熱悶痛者本方加大黃木通自發熱至收靨始終宜用三豆湯三八代茶渴者更宜

見點証治

發熱三日見點熱退身涼不渴不煩顆粒稀疏無三五

相連、痘初出、三五相連者、必密、單見者必稀、然稀亦有因毒盛而內伏者、須合各証察之部位合宜詳論部位漸次而出、痘毒自骨髓遞出方至皮毛決非一次可以出齊火氣上炎故頭面先見乃漸至周身其色淡紅如桃花與皮色紅白界限分明明而且潤、其體圓、其頂尖精神清健、氣色光彩、年壽明潤印堂黃亮此為順証、不必用藥、若三日見點後身仍熱、毒未盡透稠密精連色黯滯不紅活、乾燥不潤澤、火盛血涸或雖稀疏而色淡白、隱於皮膚、精神怠倦、虛弱不能送毒外出此為險証、若無漸次、一齊擁出、火毒大盛不循次第也、或熱一二日、或半日即見點毒火太迅、不受領載也、毒不自出、氣挈之出曰領血隨氣行血托之出曰載或密如蠶種顆粒不分、或平塌不起尖或已出復隱或多紫黑乾燥為

逆証險逆二証、証須察其精神飲食、如精神爽慧飲食二便如常、則亦可治、

治法熱三日後應出不出者、若因風寒外鬱、蘇解散、三八若因火毒內伏、歸宗湯、三七若無表裏症、但因形氣不足不能送毒外出、保元湯、三八合升麻葛根湯、三七已出猶熱者、清地退火湯、三八若火毒內盛、涼血攻毒飲、三九火毒外盛、清熱解毒湯、三九已出復隱者、若因外感風寒遏閉、蘇解散、三八若因火毒內攻、必勝湯、三九若形氣不足、不能托送、保元湯、三八若更虛而且寒、千金內托散、三九若觸穢復隱、南金散、三九熱末三日即見點、及一齊湧出、歸宗湯、三七加紫草石膏犀角川連歸尾、色赤紫黑者、痘色以淡紅為正若深紅

而赤，深赤而紫，紫甚而黑，均爲毒盛血熱所致。若明亮，血尚活動，清熱解毒湯。三九如黑暗乾枯，毒錮血死，涼血攻毒飲。三九色灰白者，如明亮，此氣血虛而不榮也，千金內托散。三九如暗滯，此毒氣鬱滯不行也，歸宗湯。三七醫者只以灰白爲虛証，不知辨其明亮黯滯，誤矣。

痘形平塌，頂不尖起者，須看根脚。根脚若鬆散，乃氣虛不能載毒外發，紫草飲。十四若緊束，乃毒盛氣滯，內伏，歸宗湯。三七稠密粘連，總屬梟毒，歸宗湯。三七根脚鬆動者可治，緊束板硬者難治。

此時有頭面腫脹及眼閉者，詳下起脹條。見點後以紙撚照法照之，其皮中小小顆粒甚多，歷歷可指，若有勃勃欲出之勢，是出未齊也。或是夾疹夾瘀，但看已出者色如紅

潤。即不必遽用藥詳諸症篇夾疹等條

起脹証治

見點後三日。即出齊矣。痘形漸次起發。先成細小顆粒名血疱。如初一見點初四成血疱頂尖而體圓。又漸成水疱。初五初六成水疱。以漸肥脹充滿。摸之礙手。磊落分明。顏色潤澤。皮厚堅老。痘頂漸漸放白光瑩。見點本紅後漸起發脹滿色轉瑩白根腳紅活。瑩白者。氣之色。紅活者血之色。氣領血載。送毒出至見點處。故各現其色也。氣親上。故色於頂見。血親下。故色於根腳見。尊卑之義也。若頂不起脹。是氣不親上。陽失其尊。即起脹。乃不瑩白。而紅紫。是血不親下。而毒叅陽位。皆不宜。　氣化為水。故色瑩白。痘毒乃火熱之氣。毒氣也。送毒之氣。正氣也。毒氣與正氣混合為一。故正氣外達。毒亦外達。同化為水。而轉為漿膿。舊謂水膿乃血所化者。以其由紅轉白為言耳。　根腳紅色形狀

（詳下灌膿篇首）飲食二便調和、精神如常、此順証也、不必用藥、若痘頂凹陷、形不圓綻、顏色灰白、或赤、（深紅而艷）或紫、（深赤為紫）皮薄而嫩、（痘自始而終、喜老惡嫩、如色喜蒼老惡嬌嫩、形喜肥實惡浮虛、膿喜稠濁惡清稀、痂喜堅厚惡軟蹋是也）此為險症、若起脹時、或頭面、或周身浮腫如瓠、而痘反不起脹、（毒氣散漫也）根血散亂、（氣散漫則血亦散漫）頂平陷、紫黯乾枯、灰白而滯、（灰白而明亮為氣血虛、黯滯為氣血鬱滯、須辨）此為逆証、

治法、痘不如期起脹、平扁頂凹、色灰白、皮薄嫩亮、更見怠倦氣乏、不渴不煩等虛証者、保元化毒湯、（四十）或補中益氣湯、（四十）艷紅紫黯、不起脹、板硬而不鬆活、平塌而

不圓綻，更見煩燥悶亂等熱証者，此毒熱凝滯也，急用必勝湯，三九或歸宗湯，三七死中求生。　外因風寒，遏閉不能起脹者，其色黯滯不潤，証見發熱惡寒無汗，蘇解散，三八外用水楊湯浴法，四十　傷食熱滯不起脹，証見惡食，肚皮發熱，大便臭粒，寬中快癍飲，四十　過服寒凉藥物，致不起脹者，理中湯，四一　雖起脹而根脚之血不聚，色不紅活，此氣至而血不榮也，當歸活血湯，四一加陳皮。　根脚血色紅活，而不起脹，皮薄者，此血至而氣不充也，四君子湯，四一　根脚過於紅艷，連皮肉俱紅，紙撚照之，窠內有渾渾漿水，是欲成膿也，膿成血必歸附，不復散漫，一線

緊束根脚矣，不必慮若漿水影影，不甚充滿，恐將來膿
不得足，九味神功散，一四 頂平者加穿山甲，或用猪尾膏，
一四

浮囊虛起，殼內無水，此陰血虛，陽不得陰，不能化
液也，其變爲痒塌，十全大補湯，一四 去白朮，加炒牛蒡子
連翹防風燒人糞，高起是氣已至，因血枯陰不濟陽，故不能化液，如地氣不上爲雲，則天氣
不能下降爲雨也，當補血而
兼補氣者，陽生陰長之義耳，頂凹有二，一 則四圍高起
中心畧凹者，俗名茱萸痘，此氣不足也，能食者至養漿
晬即充　食者，人參白朮散，二四一 則四圍沸起
中心凹　痘急治之
九味順　脂膏塗貼

四三起脹貫顆粒分明若彼此串連皮腫　或本痘四旁旋出小痘攢聚胖長漸成一塊者此証最重快癍湯四二加燒人糞　徧身起發惟四肢不起後日手足必生癰毒此脾氣弱不能宣暢其毒於四肢也黄耆建中湯加防風四二起發時頭面同痘以漸長大甚而目閉者此常候也証順者不必治待膿成收靨腫自消目自開若瘡未成熟收靨忽爾腫消目開則爲陷伏急用人牙散四二若未至起脹之期而頭面先腫皮色光艷目先閉此毒氣上攻最惡急用羌活救苦湯四三多服方效若期當起脹頭面腫而痘反不脹其皮色淡紅者乃氣血弱不

能拘攝其毒而散漫也、参歸大補湯、四三如通身皮肉盡赤者、此毒火炎熾煎灼血分也、歸宗湯、三七大抵頭面痘少、及雖多而未起脹者、頭面俱不應脹、目不應閉、痘多已起脹者、頭面應腫、目應閉、已收靨後腫應消、目應開、未收靨、不應消、不應開、不應腫而腫、不應閉而閉、與應消而不消、應開而不開、皆爲毒盛應腫而不腫應閉而不閉、與不應消而消、不應開而開、皆爲毒内陷

起脹時有數枚變黑、乾枯堅硬、針撥不動、摸之則痛、捻之則有核者、此痘疔也、詳諸症篇痘疔條、雖有數枚變黑、而四圍有水、惟中心黑陷者、急用胭脂膏塗貼之、四三大便

不通者，通幽散三四去升麻加紫草，或加酒炒大黄，或猪膽導法三四導之。舊謂變黑，乃毒歸腎經不救。然黑乃氣血凝滯，未起脹時先黑者，用活血散四四以疏其滯，加麝香以透經絡。起脹後方黑者，用活血散四四加穿山甲以逐其毒，外皆以水楊湯十四浴之，即可救也。腦麝開滯透竅甚捷，用之不當走散氣血，慎之。

起脹時，有水泡血泡者最惡，害等痘疔，當分別急治。蓋痘初見紅點，繼而成一小小顆粒，尚是紅色，亦名血泡，紙撚照之，內裏紅色鮮艷是也。又漸而起脹，色轉瑩白，亦名水泡，紙撚照之，微紅而瑩白是也。今所謂水疱者，其形較大，其皮較薄，紙撚照之，內含一包清水、蓋脾經濕熱之所浸淫也、如沸釜焉、火盛則釜中之水、必沸而為泡也、稍緩其治、則痒塌而死、當用銀針挑破、以芫荽酒四四調宮粉塗之、內服保元湯、三八加豬苓赤伏苓澤瀉白朮土炒生薑、兼泄瀉者更宜、今所謂血泡者、起脹時有小泡夾痘而出、漸大如黃豆、如白果、毒不甚則赤、甚則紫、名血泡、與見點時血泡不同、此毒熱所發、涼血解毒湯、四三銀針挑破、吮去惡血、方保無恙、若任其自破、惡汁流染、痘亦因之赤爛矣、

灌膿証治

起脹後三日、行漿灌膿、先起先灌、次第如期、肥滿光澤

根脚紅暈如線有二節初行漿時紅如花蕋形如鋸齒其根及痘身四圍不淡不散至漿足時血歸根底緊束如線也飲食二便如常神氣清爽膿由稠黃而轉蒼蠟色顯結痂之形此時毒氣全化漿膿乃水泡中之水毒氣所化者也其化已久而必待膿足乃爲全化者以得熱氣薰蒸漸次稠濁成膿於此驗熱氣之透發無餘毒不內留也是爲順証不必用藥若灌遲漿清是氣血兩虛軟而薄易破氣洩而漿難成或漿行收早熱毒盛也根脚赤艷血熱及夾雜水血等疱詳起脹篇末此皆險証若色紫黑或灰白而漿不行者非臭毒內蘊錮滯氣血即氣血虛弱不能載毒外透也或漿未成而腐爛謂之疪爛或痒塌或空殼無漿或稠密不分顆粒乾枯無漿或起脹時目已閉頭面已腫至此

忽開忽消、解見起脹此皆逆証、治法、痘不如期灌漿若板硬乾黃、詳諸証篇板黃條、或灰白而黯滯、詳起脹、乾枯皆毒氣鬱滯、清毒活血湯、四四○兒形氣壯實者、加參耆、便秘加大黃地脚紅紫、痘形焦黑、毒火熾盛氣血錮滯、歸宗湯七三加歸尾紅花紫草犀角黃連穿山甲紫花地丁、

根脚紅色淺淡頂陷無漿氣血虛弱者、千金內托散、三九

皮薄漿清光亮軟皺溶溶如濕根無紅暈、此氣血虛縮、恐變在須臾、參歸鹿茸湯、四四或芎歸保元湯、四四空殼無漿、加味四物湯、若根緊而紫、此氣行血滯、毒伏血分、四物湯、四四加連翹去心紫草茸酒洗水煎服、　外感

風寒者治同起脹　夾雜水泡血泡者治同起脹咳嗽痰血咽喉不利肺受火邪也甘桔湯四五加牛蒡子炒天花粉連翹去心　此時毒氣盡發於外氣血内虛八珍湯四五　此時忽然瀉出粘膩穢惡之物乃毒出也雖頻不足畏但不可不固脾氣四君子湯一四若瀉出水穀不化新暴者白朮散四五合四苓散四五稍久者白朮散四五加溫補兜澁之劑　初灌時微發痒燒乳香薰之詳諸証篇痒條灌漿各處飽滿惟手足不充或灰白色或清水此脾氣弱不能暢達四支亦理之常快斑越婢湯四五　斑爛因發表太過表虛所致陽氣亦不內守自利者陳氏木香

散四五或十全大補湯四二去桂加防風荆芥穗多服癰爛作膿痛甚天水散四六和百花膏四六塗之、膿水流出不乾敗草散四六或白龍散四六襯之、破爛成坑者內陷也內托散四七外用白龍散四六罨敷之破爛若得復脹復灌或於其旁另出補空小痘此餘毒得裏氣充實猶能外透也須顧其脾胃使中氣不餒爲佳、灌漿時忽面上有乾靨者卽倒靨也詳收靨篇首速用八珍湯四五加金銀花牛蒡子炒連翹去心煎調獨聖散四七服後乾者復作膿或旁邊再出補空小痘者上也發癰毒者次也不爾則危十全大補湯四二加金銀花

收靨証治

漿至充足色如蒼蠟漸如栗殼其頂微焦循次結靨先灌先結又自頭面而下也又從口鼻兩旁人中先收者吉手足心手指尖陰上先收者亦佳不遲不速靨似旋螺高起潤而不燥身和無病此為順証不必用藥　若漿雖足而色不蒼老過期不靨或痘顆潰爛或痒抓損傷或靨色紫黑此為險証　若不待收靨而皮若剝去此名倒靨根腳日漸潤大頂日漸平陷色全白形如豆殼或漿色清稀不足根腳淡紅無暈瘡皮皺嫩似結非結並不成痂痂俱名倒靨又正灌漿時即收痂亦名倒靨已見上灌漿末條或痘痂形色如麩之薄如煤之黑或淡白無光或膿汁粘連久不脫落此為逆証

治法皮嫩漿清收靨逾期身凉支冷二便不實虛証也回漿飲四七　焮腫而赤潰爛而臭通身大熱煩渴不寧此熱盛難斂也夏月過于煖護多有此　大連翹飲四七　喘急小便秘者清金導赤飲四七　大便結者古人用四順清凉飲四七　乃秋風撤熱之劑所謂凉風至而草木實也　痘頂有孔漏漿徧身浸淫甚而潰爛肚腹脹小便不利此濕盛而不收也除濕湯四八　或保元湯三八　加防風白芷白朮外用敗草散四六　或白龍散四六　敷之　不當斂而斂顆粒乾燥口渴發熱煩急不寧此火燥也清毒散四八　不待收靨皮若剝去者倒靨也保元湯三八　加全歸酒洗　木香煨　官桂

白芍酒炒 白朮土炒 老米水煎 髮際已上陽中之陽孤陽也足膝已下陰中之陰孤陰也後靨不妨 痘原佳惡不一至此時佳者先靨自面部至手足內踝皆有靨者餘痘遲靨亦不妨俗名花靨 下身遲數日不靨者熱在下也小便秘者四苓散四五加黃芩黃連滑石木通大便秘者當歸解毒湯四八漿足時或發熱謂之燒漿蓋眞陽薰蒸漿乾成靨之候也不必用藥

落痂證治

依次脫落瘢痕潤滿其色紅活不淡不赤此順證也不必用藥頭額腳膝遲落不妨詳見上篇 若痂不盡脫瘢痕乾燥色赤

紫黯乃餘毒尚留後必發火瘡謂之痘毒此雖險症然飲食二便調和亦不足慮　若日久不脫即脫而瘢色純白不紅此血脫虛甚也或痕色浮光而紫此毒焰尚熾也或乾枯黑黯此毒錮血死也或落後氣乏之形羸亦難支持此爲逆証

治法乾燥不落根脚紅艷渴欲飲冷煩急不寧此毒熱鬱於血分涼血解毒湯四三　已結未落之際根脚滲漏水漿甚則潰爛小水不利大便溏五苓散四五　痂一半掀起一半咬緊不脫身熱乾燥肌膚紅赤此熱在肌表荆防解毒湯四八　瘢痕或紫或焦黑通身壯熱煩渴不

窠黃連解毒湯六六加生地連翹去心丹皮金銀花甘草瘢赤艷而凸起或發熱或作痒皆血有餘熱復外感於風也解毒防風湯四八 瘢凹不起色白不紅以手摸過不見血色精神飲食皆不足此氣血虛甚也十全大補湯四二若摸過稍紅此氣較血更虛也保元湯三八服至紅乃止 面上久不脫可慮以毒滯於諸陽之會也大連翹飲四七去紫草加白芷外以百花膏四六潤之痂不落及落後昏昏喜睡者此邪氣雖退正氣未復脾胃虛弱也人參清神湯四九落後虛煩不眠者竹葉石膏湯四九 半月一月不落或發痒者此因表散太過傷其津液腠理

虛羸無力脫卸也人參固肌湯、四九外以酥油或麻油潤之、痂深入肌肉不落者百花膏、四六潤之、痂落後血氣未復、切忌澡浴、

痘科彙編謂結靨之狀種種不一、有漿老而頂皮嫩薄堆起一尖、狀如攢餡包、周圍之皮漸皺膿漸乾而結、其色微黃繼則焦黑而硬隨結隨落者、有漿老皮焦硬、形如小鐃鈸灰色、繼而膿乾痂甚厚、灰色變黑隨結隨落者有膿回痘與皮平全無痂狀繼而皮漸推起結痂甚厚隨結隨落者有膿回剩一空殼全不見其結痂後殼破內裏却有結成之痂雖不甚厚亦復無恙者不可

不知、

痘中諸証

諸証因痘而得者但治痘而雜証自退、如驚搐煩躁之類、不因痘而得者、須先治雜証而痘乃不為災如外感風寒、內傷飲食之類

【發熱】初出至起脹、見表熱無汗、皮膚乾燥、此熱在表也升麻葛根湯七三加荊芥穗防風、若有汗、此熱在裏也加減消毒飲九四至行漿時熱不減、此毒熱薰蒸也、清毒活血湯四四便秘者去參耆、加酒炒大黃至結痂後、壯熱胸腹手足俱熱此餘毒過盛也、恐發癰大連翹飲七四

【汗】初發熱時常有微汗、是營衛通暢也、若太過則恐亡

液亡陽欲斂之者以保元湯三八加浮小麥桂枝白芍炒盜汗者當歸六黃湯四九

頭痛　頭面痘出稠密身體壯熱煩悶者毒火上攻也大連翹飲四七若頭面稀疏微覺身熱者風熱鬱閉也清解散三七

腰痛　初發熱即腰腿疼痛最惡小兒不能言其痛但見腰無力縮身墜下者是急用歸宗湯三七加歸尾元參羌活川山甲炙以救腎遲則無及彙編謂腎與膀胱爲表裏毒滯少陰連及太陽須解毒以瀉少陰之邪發表以通太陽之經其說有理

腹痛　毒熱內攻腸胃也時作時止痛甚則連腰桂枝大

黃湯四九煩渴便閉譫語者承氣湯四九停食作
忽然而作者是加味平胃散五十風寒閉遏痘出不快熱
者芍藥防風湯五十虛甚作痛者黃芪建中湯四二痛而且
脹者毒盛也不外升發解利之故曰痛隨利減脹以利
消

煩躁毒火太盛而神不寧也痘未出者消毒飲四九有風
寒鬱遏者清解散三七痘已盡出又起發猶煩躁者血熱
也涼血解毒湯四三養漿時煩躁者如痘頂平色淡白氣
血不足也保元湯三八加當歸白芍炒麥冬去心棗仁炒研如
痘形綻凸色紫滯大便秘者四順清涼飲四七如神識皆

迷者，導赤散五十合牛黃清心丸五十。晝日煩躁者，人參白虎湯五十加梔子仁。夜裏煩躁，四物湯四五加梔子仁。靨後煩躁者，四物湯四五加人參、麥冬去心、梔子，去川芎。

譫妄　毒熱亂其心神也，黃連解毒湯六六；胃實有燥屎者，四順清涼飲四七。

驚搐　多因肝風心火太盛，痘未出而見此者，不可純用寒涼，恐閉遏其毒，宜清解散三七疎散其邪，痘出自止；若已見點仍不止者，此毒伏心經，導赤散五十加黃連；靨後發搐，是真氣虛弱，火邪內攻，寧神湯五一；痘後食蒸發搐，必面黃潮熱，大便酸臭，木香大安丸五一，或四順清涼飲

四七

厥逆 毒熱鬱閉者，爪甲色紅，小便赤澁，乍厥乍温，此熱厥也，梔子金花湯一五，便結者承氣湯九四，若爪甲白，小便清利，久冷不温，則爲寒厥，加減陳氏木香散六四，甚者附子理中湯一四。

寒戰咬牙 寒戰謂徧體寒慄，而振振然搖動，咬牙謂緊咬其牙，乃牙關緊也，又爲上下牙齒相鬪有聲，即内經論瘧所謂寒慄鼓頷也，蓋寒慄之甚，不但身體戰動，即頷亦鼓動，致上下牙齒相鬪也，緊鬪二証，並痘中所有緊咬其牙者，理同驚風之噤緊，肝火盛而筋急，故咬牙肝風鼓動，故振搖而寒戰也。肝熱則心必熱，故古人又以竄視目上視也、咬牙為心熱。牙關名頰車，乃胃脉所循，故又以屬胃熱也，當從嬰科驚風門治之。牙齒相鬬者，若初發熱時見，乃火毒欲出未出，留連經絡之中，邪正相爭，榮衛素虛，正氣怯縮所致，正如瘧發時，邪正相爭而寒慄鼓頷也，羌活湯一五主之。若見點後，色紫赤，大便秘，小便濇，煩躁口渴，而見此者，乃內火熾盛，伏於裏而不達於外，裏熱而表反覺寒，故寒慄鬬齒也。此如傷寒之熱深而身反凉，手足反厥冷也。四物湯四四〇內白芍易用赤芍，加連翹去心、石膏、麥冬去心、川連、木通主之。若灌漿時膿稀大便溏小便清長身凉不渴而見此者乃陽虛使然所謂氣虛則寒戰血虛則咬牙以氣屬肺血屬腎肺陽虛則寒戰腎陽虛則咬牙腎主骨齒者骨之餘腎寒則骨寒故內慄而齒鬪也保元湯八三加肉桂當歸主之

再按牙關緊急有暫有常暫者火動則作火靜則止故無常也此乃火動時不能當故咬牙以抵禦之詳醫碥抽搐篇其筋急由於咬牙以揑拳用力作勢故筋急也常者由火盛之極無有止息血枯筋縮遂至牙關常時緊閉不開此則咬牙又由於筋急矣其理不可不知又痘瘡痛甚亦有忍痛而咬牙振動者均宜詳察又睡中嚙

齒，亦咬牙之類。蓋甚則爲咬牙，咬定不移，用力甚也。微則爲嚙齒耳。渴初發熱即渴者，裏熱盛也，葛根解毒湯。五二痘出赤艷而渴者，血熱盛也，涼血解毒湯。四三痘稠密成漿，津液外泄而渴者，人參麥冬散。五二脾弱泄瀉，傷其津液者，生脈六均湯。五二

喘　熱邪干肺，上壅而喘者，涼膈白虎湯。五一若噴嚏頻頻，鼻流清水，由風寒外感而喘者，杏蘇飲。五二傷食蒸熱而喘者，平胃散，五十加麥芽炒、神曲炒、山查。痰壅作喘者，加味二陳湯。五二此皆實喘，其聲粗大有力。若泄瀉後元氣不足而喘者，是爲虛喘，其聲細微無力，人參白朮散。四二

又有灌漿至半足忽倒靨而喘者此中氣大虧參歸鹿茸湯四四亦虛喘也若痘瘡鼻塞呼吸不利似喘而實非喘不必治之

痰 加味二陳湯二五主之然此湯不可用於灌漿時但於助漿劑中少佐清氣化痰之品如保元化毒湯十四加橘紅貝母桔梗麥冬甚妥

咳嗽 火刑金也初發熱見此者杏蘇飲二五不論有無外感皆可自起脹至成漿見此者由喉中有痘似痒非痒似梗非梗阻碍道路使然痘收自愈靨後衛弱腠疎風寒外襲者人參清膈散三五因餘熱者加味二陳湯二五

嘔吐　有物有聲爲嘔，有物無聲爲吐。痘初出見此，爲火邪犯胃毒氣上逆也。痘必赤艷，梔連二陳湯。三五 自起脹至收靨見此者，瘡集咽門，吞嚥不利所致也。加味鼠粘子湯。三五 傷食嘔吐者，吐必酸腐，木香大安丸。一五 痰飲上逆者，加味二陳湯。二五 水飲過多，四苓散。四五 吐後精神倦弱，不思飲食，參砂和胃湯。三五

噦　噦於月切，即乾嘔。內經所謂噦者，即呃逆也。此從仲景作乾嘔。 有聲而無物也。火熱上沖胃口使然，橘皮竹茹湯。三五

嗆水　見此症七日前者，乃火熱壅塞咽門，水不得入，反入於喉，不能容物，故嗆而出，乃惡候，恐熱毒上炎則不

外透肌表也，甘桔湯，四五加牛蒡子炒射干或加味解毒湯，五三七日後見者，乃咽門痘長壅塞使然，收靨自止，

口噴穢氣毒火炙胃，故口臭難近，不急救胃爛矣，歸宗湯，七三

不食大便秘結，痘瘡紫赤者，熱毒盛也，涼血解毒湯，四三加黃芩，黃連，大黃，若痘色灰白無暈泄瀉，此脾氣虛弱也，人參白朮散，四二若咽門腫痛，欲食不能者，甘桔湯，四五加牛蒡子炒傷食而惡食者，加味平胃散，五十

秘結二便常宜通暢，然後裏氣流行，得以運毒外出，大便結者，四順清涼飲四七○起發之後，慎下，或用猪胆導可也，小便秘者導

赤散五十八正散五四二便俱閉，黑陷煩躁者，急用棗變百祥丸救之。五四

瀉利　初出時，偶瀉一二次不妨，以有疏通之功也。若瀉甚爲熱併腸胃，迫而下注，柴苓湯五四，起脹時瀉，支冷痘色淡白不起，加減陳氏木香散四六，如中滿惡食，瀉黃酸臭，手足心熱，面赤痘紅，此胃熱作瀉也，胃苓湯五四，成漿收靨時，尤忌泄瀉，恐中虛毒陷，百變叢生，急以豆蔻丸五四止之。然有利清水者，因飲水太多而瀉，水盡則自止。有利膿血者，因毒陷傷血，幸中氣實，毒不得留而瀉膿血，盡亦自止。皆不可與虛寒者同治，若妄行止澀，殆矣。

當以痘之形色証之，虛實寒熱辨之，

痢 濕熱鬱於腸胃，致傷氣血而痢，痘必黯滯無色，須清熱除濕，調理氣血，白者加味四君子湯，一四 赤者四物湯，四四 加黃芩川連 並酒炒 木香，赤白兼者，二方合用，更于痢門詳求之，

癢 經曰，諸痛為實，諸痒為虛，又曰火盛則痛，火微則痒，痘方出而痒者，邪欲出而皮腠閉密，火遊移往來，故痒也，升麻葛根湯，二七 加桂枝防風淡豆豉，痘出痒自止，漿色淡白，痘形平塌，倦弱便溏而痒者，氣血虛也，十全大補湯，二四 加防風牛蒡子，炒 因穢氣觸犯，痘欲出不出而

痒者內托散（四六）外燒辟穢香（五五）或辟邪丹（五五）若無因而痒當視其痘形乾枯者宜養血潤燥四物湯（四四）如濕者四君子湯（一四）二方並加防風黃耆荊芥牛蒡子（炒）凡痒者察其人精神清爽誤抓破而自知及知令人抓搔者吉若悶亂不自知抓爬不已禁之不止者凶若收斂時痒者此膿成毒化邪解正復榮衛將和暢也與瘡癬將痊而痒者同不必治　荊芥芽茶葉爲末紙捲搓緊燃火吹息隔紙刺痒處患者甚快痒卽止一方用完蟬蛻二十個去翅足水煎服立止

〔痛〕火盛也初出毒不得透者升麻葛根湯（三七）痘出稠密

紅赤者，毒盛血熱也，四物湯（四四〇，内白芍易用赤芍）加荆芥穗、防風、紅花、丹皮、牛蒡子（炒）、連翹（去心）。若收靨時痛甚悶亂者不治。

怠倦 屬脾氣不足，補中益氣湯（四十）。亦有神氣本弱，爲食熱所困者，不得專以虛治，保元湯（三八）加梔子（炒）、黄芩（酒炒）、麥冬（去心）、麥芽（炒）、神曲（炒）、山查、陳皮。起脹後見此而聲啞者，喉中恐有疳蝕瘡，須視之。痂落後見此者，乃邪退而正未復，人參清神湯（四九）。瘢白者，去黄連，加紅花少許。

伏陷 伏者，毒蘊於裏而不出也。陷者，毒已出復入，項見凹陷也。有血陷，其顆粒根脚，連頂通紅，因氣虛血反親上毒參陽位也後必陷凹不成漿保元湯三八少加薑桂服之即起發成漿矣當及其未陷時用之更妙有紫陷與血陷相類而有虛寒實熱之分蓋血陷色淡紅氣弱身涼此則深赤而紫且氣粗身熱也清熱活血湯四四煩渴者去參芪加麥冬天花粉有黑陷則又甚於紫陷矣大便結者承氣湯四九下之或用人牙散四二獨聖散四七雞冠血五五酒和服外用芫荽酒四四塗其徧身併衣服薰蒸之或用壁間喜蜘蛛如豆大者研爛入雄黃末每歲一厘同研均酒調服有白陷甚則為灰陷白色尚明灰色則暗也俱根無紅暈參歸鹿茸湯四四

板黄灌漿未得半忽然黄色突起乾燥堅硬也毒害脾土氣滯血凝土色外見難以灌足清毒活血湯四四若周身并頭面頸項眼唇俱黄者不治

潰爛膿水浸淫粘連衣服身無完膚茶葉楝去梗入滚水一煠即撈起再揀去梗濕鋪床上隔以草紙令臥一夜膿即乾甚效

水泡血泡已見起脹篇末條

痘疔色黑而堅硬針撥不動摸之則痛捻之有核者是也痘未出疔先出痘未長疔先長五臟各有所見必疔先赤後黑起於顴阜胸乳之處肝疔先紫後黑起於左

太陽左脇眼胞兩臂之處脾疔色先黃後黑起於顯頰中庭口角生口角者名鎖口詳部位鎖口肚腹手足之處肺疔色先灰後黑起於右太陽右脇頸項喉突之處腎疔一起即黑起於地閣後頸耳窖背俞腰脊陽莖之處俱急用銀針挑破吸出惡血用胭脂汁調四聖膏五五塗之若遲延不治能使痘當發不發當脹不脹當灌不灌而百變生矣或以巴豆一粒去淨皮膜同硃砂一分研極爛點入一時突出即愈或用雄黃末眞蟾酥拌爲丸麻子大點入有生於舌根底者針破出淨惡血隨以苦茶嗽口搽拔疔散五五再以冰片硼砂青黛黃連薄荷荆芥殭蠶炒爲末吹之有生鼻孔內者針破後用黃連膏五六加冰片滴

入鼻內，內服瀉金散，五六〇此或不可見，但其人眼赤面赤，鼻氣如噴火而塞者是也，有生於眼沿者，挑破後，嚼胭脂汁點之，又用蒲公英菊花煎水洗之，有生於耳內者，膿成時，針破，搽拔疔散，五五有生於腋下者，左腋生則右體之痘沉伏不起，右生如之，亦挑破去其根，搽拔疔散，五五服消毒飲子，五六有生兩足心者，有紫筋直透足股，挑破去淨惡血，用田螺水五六點之，次用慎火草菜豆浸脹搗爛敷之，有生肛門旁者，挑後金銀花防風煎水洗之，次用輕粉珍珠冰片白斂末塗之，內服黃連解毒湯，六六有生尿孔內者，五六日身熱譫語，眼翻支厥，腹脹，小水閉澁者是也，急用蟾酥牛黃片麝研末，次用黃

連細茶濃煎候冷取半匙調末以細軟稻草心蘸之送入孔內更服消毒飲子五六甚效景岳謂痘疔痛如刀剜者不治通用四聖丹五六

賊痘發熱依期而出只一二顆其形甚大而帶漿其色極紅而帶潤名曰賊痘易長易灌膿亦稠滿色亦佳倘誤認爲稀靨後未有不腹脹喘急而死者蓋此痘能盜周身之氣血而盡附之故易長易成因名曰賊又離衆痘而先出若痘之頭目然獨長獨灌獨靨若總攬其事者故又名痘攬頭急用銀針挑破令稍見血點以鉛粉時時常看若長而有膿如前法再點不妨再四必令不

長不灌，待四五日或七八日，周身之痘出矣。大抵惡毒專發於此，故旺而易長易成，毒既於此專發，故周身之毒皆不得泄也。按景岳謂出齊後有獨紅赤、獨大，摸之皮軟，不碍手者，爲賊痘，三日外必變成水泡，甚者變紫黑泡，保元湯三八加紫草、紅花、蟬蛻，或燈心木通湯煎調益元散六四，瀉心火，與前說異，恐是水泡血泡之類耳。

鬼痘 詳起脹治法項四條

痘母 三兩成叢，根脚堅硬，成塊，或身上有紅腫結硬，似癧非癧者是也。六七日死，眞人解毒湯五六。

目證 熱毒上攻，如赤腫疼痛，隱澁流淚者，洗肝散五七騎

膜遮睛者，加味龍膽湯五七凡痘毒入目，常服兔糞九五七不宜點藥，

唇證 脾脉環唇，以紅活爲佳，若赤紫焦裂，脾熱也，初宜升麻葛根湯三七加梔子藿香防風石膏，起脹後黄連解毒加味湯四八

口瘡牙疳 口舌生瘡者，吹口丹五七吹入即愈，若毒攻牙齦，腐爛牙縫出血，甚則齒落腮穿，名牙疳，此證殺人甚速，故有走馬疳之名，急用淸毒涼血飲五七外敷人中白散五八

舌證 或赤或紫黑，或腫或弄舌，舌舒出即收名弄舌彙編謂以手弄舌非也

或吐舌，良久不收名吐舌，皆熱盛使然，加味犀角湯五八。若以舌舐脣者，乃脾熱脣乾也，瀉黃散五八。

咽喉証 腫痛，飲食難入，當急治，甘桔湯四五加射干、牛蒡子、元參、連翹、麥冬、梔子；或利咽解毒湯五八，吹牛黃散五八。

失音 肺熱音啞，甘桔湯四五加味，同上條。若灌漿時啞者，喉中瘡脹，礙於氣道也，收靨自愈。

失血 衄血，犀角地黃湯五八，外吹髮灰散五八；大便下血，四物湯四五加丹皮、荊芥炒黑、黃芩、黃連、地榆；虛者，歸脾湯五九。至若大吐血、尿血，七竅出血，禍在反掌，不治。

陰囊腫 熱毒入肝經也，小柴胡湯五九加青皮、木通、山查

內外用石燕子醋磨濃汁塗之濕熱下墜者四苓散四五加滑石瞿麥梔子仁木通

夾疹　痘已見形其中有細密顆粒如麻子者為夾疹若堆在痘上者名曰痘疹痘與疹齊出重証也須先治疹以痘毒深為時久約半月方成功疹毒淺為時不久疹之出收不過考日痘非可猝治故當先治疹也升麻葛根湯七三加荊芥防風蟬蛻牛蒡子犀角疹散痘乃起否則痘為所阻不能出而有煩喘悶亂之虞矣

夾痧　痧亦疹類但尖圓白硬內含清水與疹之無水者不同亦熱毒所發也荊防敗毒飲五九

夾斑紅點大小不一，或成片如錦紋，如雲頭突起，並無顆粒爲斑，乃火迫陰血浮現皮膚也，荊防敗毒飲五九，若養漿時見者，黃連解毒加味湯四八，結痂後見者，解毒散五九加當歸赤芍石膏，有爛處以生肌散五九敷之，大抵七日前見者多宜表散，七日後見者多宜清解，斑色宜紅活，惡紫滯。

痘後浮腫痘後表虛見風太早，風邪乘虛而入，動濕所致，即仲景所謂風水也，五皮湯六十，微汗之，服後面目不浮，惟身猶腫者，胃苓湯五四。

痘後瘄瘡餘毒不盡，留於經絡，發爲瘄瘡，不論已未潰均用解毒內托湯六十外用紅玉膏六十攤貼如痘正發時見者熱甚升麻葛根湯三七或當歸活血湯四一併痘發之膿成未潰者針令膿出使不內潰外貼膏藥　痘後遇風鬱熱作痒生細小瘡搔爬成片膿水浸淫謂之痘風瘡又名痘癩內服十全大補湯四二以補氣血兼用散風苦參丸六十外塗麥餞散六十或滲濕救苦散六一喻嘉言曰黃鳩軒手臂忽生瘡癤蔓腫無頭痛極莫耐外科者咸謂熱毒所致揆之平素淡泊寧靜絕無生熱致毒之因究莫識其所起也予曰吾議此症請先爲致賀後乃言之瘡瘍之起莫不有因外因者天行不正之時毒也起

居傳染之穢毒也內因者醇酒厚味之熱毒也鬱怒横决之火毒也鴻軒於四者總無其因不問知爲胎毒之餘也凡人稟受天地之氣有清濁之不同惟純粹以精之體其福澤壽算俱不可限量然從父母構精而有身未免夾雜慾火于形骸所賴惟在痘瘡一舉晴將所藏慾火運出軀外復其粹精之恆體如鑛金相似必經紅爐煆煉而渣滓與精瑩始分之爲兩吾嘗以此法觀出痘者之睟子七八日後眼開之時黑白分明者精金也赤筋紅膜包裹混金也至於瞳人模糊神光不現則全非金矣鴻軒幼時出痘太多元氣不能充灌又爲雜症

所妨臟腑中之火毒雖盡而軀殼間之留滯猶存所以痘瘡之發必於手足之委中曲池者則以零星小毒無處可容而潛避於呼吸難到之處耳今之瘡癤正當曲池之穴其爲痘毒何疑毒伏肘腋之下原無所害但粹精之體微有夾雜是亦寶鑑之纖塵白璧之微纇也曰者太和元氣充滿周身將十五年前之餘滓盡欲化爲膿血而出他人見之爲毒吾蚤已卜其爲與者機矣豈有暢於四肢而不發於事業者哉治法外用馬齒莧熬膏攻之速破內用保元湯托之盡出仍以痘瘡門藥爲治即日自當痊愈必不似瘡毒之曠日持久也如法治

之潰出膿水甚多果不用生肌長肉而自愈

男子年長出痘 年長嗜欲開真元泄水虛陰虧難以制火行漿時多煩渴等熱証不能成膿者有之參麥清補湯一六調治數日如漿不行參歸鹿茸湯四四內調雞冠血酒治之五五

婦女出痘行經 當期者毒隨血出不必治非期者火內擾胞中致血妄行也凉血解毒湯三四若過期不止乃熱入血室四物解毒湯一六加元參甘草若行漿時去血過多急用十全大補湯二四

孕婦出痘 防熱損胎如聖散一六主之初發熱加升麻葛根連翹出而稠密

者，加酒炒黃連牛蒡子連翹南山查。不起發者，加牛蒡子赤芍。渴加麥冬花粉知母。血動者四物湯，四九 加芩連。脾虛食少發不出者，千金內托散，三九 去肉桂，倍參芪。身熱有外感者，參蘇飲加木香。六六

痘出遇產，十全大補湯。四二〇 當酌用 若腹中痛惡露未盡也，黑神散。六一 產後出痘，惟宜大補氣血，十全大補湯。四二

附 水痘 發於脾肺二經，由濕熱而成。初起與正痘相似，面赤唇紅，眼光如水，咳嗽噴嚏，身熱二三日始出，形尖圓而大，內含清水，易脹易靨，不作膿漿。初起用荊防敗毒散，五九 繼用加味導赤散。十五

証治總論

痘與凡瘡不同　經謂諸痛瘡皆屬心火痘亦瘡類火毒也但諸瘡或在皮膚或在筋骨深淺不一或止在一經不涉他經痘毒則徧藴五臟無處不有諸瘡可用藥消散使之不膿膿已成則必使之潰痘則不能消散必要成膿膿成徧不要潰故不同也

痘與疹不同　舊謂痘出五臟屬陰（有膿有痂陰有形質也）而成於陽蓋陽主氣氣盛則痘易成功故無平塌凹陷之虞疹出六腑屬陽（疹有小小顆粒無膿不結痂陽氣輕清也）而成於陰陰主血血盛則疹易成就故無紫黑焦枯之變又謂痘屬陰宜溫煖疹屬陽宜清涼又有謂疹毒輕淺風寒易於遏閉故

畏風寒痘毒深重風寒不易遏閉故不畏風寒即俗所謂麻包痘露也此皆不可泥蓋痘與疹皆胎中火毒特有深淺之分耳古人謂疹出脾肺二經獨非臟乎治法大抵皆以症為主並當適夫寒溫不可執一也至痘以稀為貴稀則毒輕疹以密為佳密則毒透此却有理

論部位初出看面部髮際下印堂上旁至日月兩角心之位也若先見點先起脹先灌先靨者不吉以心為君主義不受邪今毒發先於心故不吉也鼻屬脾先見點先起脹先灌先靨者亦不吉以鼻乃脾位毒先發於脾脾敗無以運行四臟亦隨之而敗也按所謂先者乃未及期或如期而獨

先也若已逾期已成壞証周身之痘不起發而天庭山根年壽準頭獨先起灌又爲吉兆蓋心脾之毒得解也心主血爲十二官之主脾居中運乎各臟心脾血活則各臟之氣血皆活矣此又當知 左頰肝之位右頰肺之位先見點而磊落光明者吉如相聚成塊地界不清肉體腫硬者凶以肝藏魂肺藏魄梟毒侵犯魂魄將離也頦下屬腎自承漿以至兩頤先見點先脹先灌先靨者吉以此屬腎部而三陰三陽之脉皆聚於此此處先發爲陰陽通暢也耳爲腎竅又少陽相火之脉行耳前後先發乃火毒焚灼水不勝火非吉象也最可喜者口唇四圍獨先他處以陽明脉夾口環唇胃與大腸乃多氣多血之處無物不受可容毒也 已上論頭先後

面胸背稀疎者吉若徧身稀疎而頭上獨多者名蒙頭此毒盛於諸陽之會也鬆肌通聖散六一外用胭脂膏四三塗貼法若頭紅腫如瓜不治　獨鼻梁左右密如蠶種者名抱鼻危胭脂膏四三塗之繼用黃連解毒加味湯四八頭項獨多纏繞攢聚者名鎖項危急用清金攻毒飲六二救之　一口角有痘一粒較諸痘獨大板硬無盤或色黑名單鎖口兩口角各有一粒名雙鎖口又口之上下四旁連串環遶者亦名鎖口初出即以銀針挑破外點胭脂膏四三〇或用官粉点之　內服瀉黃散五八使轉紅活可生兩鬓近太陽獨稠連者名抱鬓先用鬆肌通聖散六一透發其

毒、繼以歸宗湯三七救之　耳後高骨屬腎經獨攢密者名蒙骯凶、鬆肌通聖散、六一貼胭脂膏、四三甚者、歸宗湯、三七兩眼胞獨圍密者、名鎖眼、外貼胭脂膏、四三內服清熱解毒湯、三九獨攢聚於唇內者名鎖唇、輕則焦裂腫痛、重則板硬乾黃、急服瀉黃散、五八合豬尾膏服、四一外貼胭脂膏、四三見黑不救、　獨兩腮攢聚成片者、名托顋見點時毒勢未成、即以黃連解毒加味湯、四八解之、如板硬紫黑、歸宗湯、三七獨兩肩粘連成攢赤黑黯滯者、名披肩、清熱解毒湯、三九大便秘者、歸宗湯、三七獨背攢聚粘連者、名聚背危、當辨脚根鬆緊、鬆軟者、尚活動、鬆肌通聖散、六一貼胭

脂膏、四三緊硬者、毒錮血凝、必勝湯、三九死中求生、　獨胸
上攢聚者、名攢胸、危、涼膈攻毒飲、六二獨當腰圍繞者、名
纏腰、凶、歸宗湯、三七身之上下俱稠密、惟腰間絕無一點
者、名斷橋、毒伏腎不出也、急用歸宗湯、三七得此處透出
爲吉、　獨腹攢粘狀如囊聚者、名囊腹、先用鬆肌通聖
散、六一透發其毒、再用歸宗湯、三七攻之、使地界分明、根脚
鬆動、方無虞　獨兩臀攢集如鱗者、名鱗坐、如平扁灰
滯者、鬆肌通聖散、六一板硬紫黯者、歸宗湯、三七獨陰囊稠
密者、名囊毬、散結湯、六二疎解之　獨兩膝攢聚如餅者
名抱膝、恐行漿時難下達於脛、鬆肌通聖散、六一加牛膝

透之，徧身俱有，獨足踝以下無者，名無根，毒滯於脾（足踝以下屬脾）不能下達也，快斑越婢湯（四五）

論証　形體有强弱，聲音有壯怯，眼睛有有神無神，飲食有多少，脉息有虛實，大綱已自可辨，更以痘症察之頂陷凹，皮軟薄，氣虛也，發爲水泡，氣過盛也，痘色紅淡，以手摸過，即轉白者，血虛也，深紅赤紫，或發斑者，血實熱也，又辨其表裏虛實，外感風寒，現發熱惡寒，頭疼體痛無汗者，表實也，汗多者，表虛也，惡熱便硬，腹痛者，裏實也，下利清冷，小便長白者，裏虛也，又辨其証之寒熱，面赤脣紅，舌乾飲冷，爪甲紅，尿黃赤，煩躁譫狂，痘紫黑乾枯、大小便秘者、熱証也、身支不熱、口鼻氣冷、面唇爪甲尿皆白、下利不臭嘔吐不渇四支厥逆、久而不温、痘色灰白、而根無紅暈者寒証也、

形之起脹圓綻者、氣之充也、色之明潤紅活者、血之榮也、形色俱佳者、上矣、二者不可得兼、則舍形取色、以氣無形易治、血有質難理也、故形雖平塌、而色光潤紅活者、血尚活動、不難醫療若色見乾枯焦黑、形雖起發、而血已涸、往往不救、所謂寧教有色而無形、休教有形而無色、古人之説固不誣矣、

根脚之色、以紅活爲貴、而有圈紅噀紅鋪紅之分圈紅者一線蓝紅緊附根下而不散走者順也、噀紅者

根下血色散開，不成一線，似噴開者，然，險也，鋪紅者根脚併痘顆皮膚俱紅，如平鋪者然，逆也，二證色非深紅者，乃元氣虛弱，不能統攝其血，以致散漫，九味神功散四一若艷赤者，乃血熱湧盛也，涼血解毒湯三四

論脉 初起發熱，脉必浮大，滑數有神，而不失和緩之氣者佳，若兼弦躁虛芤，或沉細遲濇者危，灌膿收靨，以後脉宜和緩安靜，不宜洪數微弱。

論藥 藥以解毒化毒，蓋痘毒與氣血混合不分，用藥使毒解離乎氣血而出於皮膚，以化成漿膿也，無論寒劑熱品，或汗或下，或清或托，但中節者，皆能解化，不可偏

執、舊謂七日前痘未盡出、裏實者當用淸凉、七日後痘盡出、裏虛者當用温補、亦大概如此、不必泥、痘爲火毒、藥用寒凉者經也、用温熱者權也、妄訾寒凉、亦不達矣

調養禁忌

調性情　適寒温、寒能閉遏、人知避之、不知温能助火、熱且爛痘、尤當切戒

節飲食　荔枝　酒並發癢　棗、柿、蜜、糖、並引毒入目　葱、蒜、並泄氣　雞肉、動風　猪肉生痰　羊、助熱　魚腥、動火　牛肉、黑瘢　冷水、冷物、並遏火　熱物、助火　酸物、損齒　皆在所禁、又禁生人往來、厲聲高語、對之梳頭、對之掃地、移器物

僧道師巫孝服人入房，忌一切穢氣，婦人經水氣，淫液氣，勞汗氣，溝糞氣，腥臭氣，吹燈燭氣，狐臭氣，硫黃蚊烟氣，葱蒜韮薤氣，麝香臊穢氣，防其觸犯，可燒辟穢香，或燒紅棗，或黃熟香，或乳香亦佳，辟邪丹更妙，見點後常宜芫荽酒噴床壁鋪些於臥薦下亦妙

種痘法

痘証貴順惡險逆，自出之痘不能保其必順，惟聽之天行，種痘則可保其必順，權操自我，蓋必兒壯無雜病，天時和乃種，是四順已得其三，所不可知者，毒之輕重耳，

然既得三順，且選善苗，即毒重亦可化輕，故爲萬舉萬全也。

其法取極順美之痘痂，貯新磁瓶內，黃蠟封固，置清涼潔淨處（恐熱，熱則泄氣；觸穢，氣不清），春天一月，冬天半月，尚可用，以時寒不至發洩其氣也。兒一歲者，用二十餘粒；三四歲者，用三十餘粒，置淨乳鉢內，柳木棍乳爲細末，入清水三五點（水春溫，冬熱），以不燥不濕爲度，新棉些須攤薄裹之，捏成棗核樣，於夜間兒睡時，納入鼻孔（男左，女右），天明取出（倘被嚏出，急納回）。此名水苗。若但乳末，以銀管吹入鼻中，名旱苗，水苗較勝。種後其氣先傳於肺，次心，次脾，次肝，次腎痘毒感之而發、由腎而肝、而脾、而心、而肺、以漸發出於外、約種後七日發熱矣、亦有至九日、十一日乃發熱者、若過十一日不發、則須再種、若五日即發、乃適逢天行自出、非關種也、蓋此時五臟尚未傳徧、毒何由發乎、當於未種之先預申明之、

種須擇人、小兒面部明潤、印堂山根年壽眼下口角無青暗之色、兩目黑白分明有神、顖不陷不塡、頭不解顱、鼻孔不小、氣清不濁、聲音清亮、天柱骨正、頭不歪斜、骨肉相稱緊束、肥不見肉、瘦不見骨、小便遠而長、腎囊緊小、微帶紫黑色、如荔枝殼

身無瘡疥無雜病，臟腑調和，項無結核，形充氣實，精神强健，脉息和平，以上皆可種，面色青白或黧黑痿黃無喜色無精彩，眼黑多白小白睛帶青色暗昧無神，顖不合或陷或塡，解顱，五軟五硬，龜胸，龜背，鶴膝，鼻孔小，氣濁聲音不壯亮不長，肉不束骨鬆如發麵體瘦無䐃肉，身有瘡疥，腹有痞積，項有結核，病後元氣未復素有驚癇，失乳，泄瀉，精神怠倦，脉不和平，以上皆不可種，

種須擇時春月不寒不熱又爲發生之際最宜冬至後

亦可，夏月暑熱，秋令收斂，均不宜，故惟春月最善，應溫而反寒，或反熱，亦屬不正，且緩之，俟氣平正可也，成日開日栽種日，及天月二德日，正五九在丙二六十在甲三七十一在壬四八十二在庚俱吉，惟人神所在之日忌種，十一日在鼻柱，十五日在偏身，種後發熱，前面部上，忽出顆粒，似痘，名曰信苗，此痘之將發毒氣之標也，色紅而軟，聽之自消，若紅紫堅硬如魚目者，急以銀針挑破，上以二聖散則無虞六二

附疹

原疹

疹與痘並胎毒，但痘重而疹輕，痘深而疹淺，以痘毒偏

五臟、疹毒止在肺脾二經故也、亦必待天行之氣感觸乃發、天行之氣沴戾之氣也、故名曰疹、俗謂之麻者以其形如麻子也、既同爲胎毒、當亦一出不再、乃痘前出者痘後必復出方結果、何哉、蓋輕淺者以深重者爲根、根株未拔花葉得以再發、故必痘後出者、乃爲毒盡泄無餘也餘詳痘科痘與疹不同條

出疹

疹亦火毒亦必發熱三四日、或六七日乃出、羅田萬氏則謂必熱五六日乃出、初熱一日至次日雞鳴時即止惟五心尚有微熱咳嗽數聲、鼻流清涕、此爲肺証或腹中作

痛飲食漸減此為脾証到申酉間仍前又熱如此者四日用手滿按髮際處甚熱其面上熱少減一二三分咳嗽連聲面腮燥赤眼中多淚眼胞浮腫噴嚏頻發或出鼻血至第五日其熱不分晝夜第六日早其疹出在頦下兩旁細細紅點狀如蚊蚤所咬至午兩手背並腰下及渾身俱有密密紅點七日普徧掀發鼻中清涕不流噴嚏不打七日晚兩頰先出者顏色漸淡云亦有中指獨冷手足稍冷驚悸惡心嘔噦或以手指面目鼻唇等証

疹形如麻粒比痘為小間有類痘大者然有顆粒而無根暈微起尖而不作漿膿不結痂故與痘異

色以紅活為貴最忌黑紫毒盛血熱也若淡白則

爲血虛、痧有出有没有收、或一日夜一出一没、或一日夜三出三没、皆出而復没、没而復出、自始出至收、約三日爲常期、

痧有輕重

氣血和平、素無他病、正能制邪、則發熱和緩、有汗、神清氣爽、二便調匀、痧出透徹、裏不留邪、收退不疾不徐、爲輕而易治、若邪盛正衰、必大熱無汗、煩躁口渴、神氣不清、二便閉澁、出不透徹、收不如期、爲重而難治、

痧脉

自出至收、始終但看肺脾二脉、大而有力、所謂陽証雖得陽脉也

有別証，亦不爲害，此定生死之要法也。

治疹大法

出貴透徹，宜先用表發，使毒盡達於外。若過用寒涼，水遏毒不能出而內攻，多致喘悶而死。已出透者，又當用清利之品，使內無餘熱，以免疹後諸証。且熱必耗血，收後須以養血爲主，此大法也。

未出治法

宣毒發表湯（二六）主之。感寒遏閉不出者，加麻黃（夏月勿用）。食滯者，加山查、麥芽（炒）、陳神麯（炒）。內熱壅滯者，加黃芩。如咳嗽頻頻，上氣喘急，面目胞腫，時臥時起，甘桔湯（四五）合

白虎湯、五十加牛蒡子、炒薄荷、面青黑、乃毒氣攻心、最逆內托散六三消毒湯、六三解之、

見形治法

細客紅潤透徹爲佳、如不爾者、或風寒閉遏、必有惡寒無汗等証、疹色必淡紅而黯、升麻葛根湯、三七加蘇葉川芎牛蒡子、或內熱壅滯者、必煩渴狂躁、二便秘結、疹色赤紫滯黯、三黃石膏湯、六三又有正氣虛弱、不能托送者必面色㿠白、精神倦怠、疹色白而不紅、人參敗毒散六三

收退治法

見形三日、應收而不收者、內有虛熱、疹已出則內虛故熱爲虛熱留

滯肌表也其證潮熱煩渴口燥咽乾皆血液虛不可純用寒涼以柴胡四物湯三六治之使血分和暢餘熱除疹即收矣若一二日不應收而收者或風寒所遏或邪穢所觸致毒內陷輕則煩渴譫狂重則喘促悶亂急服荊防解毒湯四六外用芫荽酒四四薰其衣被併擦其身

身熱不退

出透熱當減而仍大熱者毒盛也化毒清表湯四六已收仍熱者餘熱留於肌表也柴胡清熱飲　六

煩渴

心熱則煩胃熱則渴未出時升麻葛根湯三七加麥冬天

花粉已出者白虎湯五十已收者竹葉石膏湯四九

譫妄

未出者三黃石膏湯六三已出者黃連解毒加味湯四八

喘急

初出未透因風寒鬱閉者麻杏石甘湯六一出即收毒氣內攻者最危清氣化毒飲六四遲則不救

咳嗽

痲疹發自肺脾故多咳嗽本不妨然過甚是肺火太盛已出者清金寧嗽湯六四未出者升麻葛根湯三七加桔梗杏仁前胡有風寒者再加蘇葉按萬氏　疹毒在肺得

嗽而散故疹後旬日之內尚宜有嗽不可妄治又謂嗽多則疹頓出於頭面併及四支故疹喜嗽而惡泄瀉以肺移熱於大腸則瀉瀉則嗽必減而變爲喘疹得嗽則出得喘則入入則合眼多痰胸滿腹脹悶亂疹色白而毒不出死矣其說有理不可不知

喉痛

表邪鬱遏致毒不能外透攻喉作痛者元參升麻湯五六

裏熱壅盛疹已發而痛者涼膈消毒飲五六

失音

疹初失音元參升麻湯五六已發失音加減涼膈散五六收

後聲啞，兒茶散六五

嘔吐

火邪迫胃冲逆也，竹茹石膏湯六五

泄瀉

毒熱移入大腸也，切忌温熱兜澁，初起者，升麻葛根湯三七加赤苓猪苓澤瀉，已出者黃連解毒加味湯四八加赤苓木通。若瀉而兼喘，復見悶亂搖頭者凶。疹最忌瀉，亦有始終泄瀉而不妨者，禀之强壯多濕者也。

痢疾

清熱導滯湯六五主之。疹後作痢，有看手咬指甲撕口唇及咬人等証須用解毒藥次數漸減或漸多嗽脉漸起清涕復來（疹未出前清涕常流出後二三日必兩鼻俱乾收後肺熱已退清涕復來思飲食爲順若不來不思飲食須清肺解毒必令復來方免用藥）方吉若痢變煤色或如屋漏水或如青菜色喘促音啞午後腮紅不治

腹痛

肺火鬱於大腸故痛但解疹毒自止不可誤爲傷食妄行消導併手揉若果由傷食者加味平胃散六六

失血

衄血毒從衄解不可驟然止之恐其太過吹髮灰散五九服犀角地黃湯五八便血黃連解毒湯六六

飲食

多有五六日不食者，此邪熱在胃，故不飢也，疹出毒解即食矣，不可强食之，尤禁麵食動火，致清涕不來，見身體發熱，看手咬指，摳鼻撕唇，及撕眼劄毛等証，當解毒清熱，加消導之品。　自出至收，常喜飲凉水，不必禁，宜少少與之，毒熱可解。

唇口瘡

疹後餘毒上攻也，每日用温米泔水洗十餘次，仍以痘門法治之，若併牙齦腐爛，成走馬疳者，馬鳴散六六甚者人中白蘆薈史君子龍膽草黃連五靈脂浸蒸餅爲丸滚水服以清胃火。

疹與諸疹不同

兒在胎中受母血熱之氣薰蒸已久，及生後遇風，偏身出紅點如粟米狀，滿月內見者，名爛衣瘡；百日內見者名百日瘡；未出痘而見者，名瘙疹，皆疹類也，不治自愈。痘方愈而疹隨發者，因痘後餘毒未盡，兼恣意飲食，外感風寒而發，色赤而痒，始如粟，漸成雲片，名曰蓋痘疹，加味消毒飲六六以疏風清熱。心火灼肺，兼外受風濕而發者，紅赤多痒，隱皮膚中，名曰癮疹，先用加減羌活散六六疏風散濕，繼以加味消毒飲六六清熱解毒，以上皆非正疹也。

婦科輯要

南海何夢瑤報之輯

經期

女子十四歲、衝任脈盛衝爲血海、任主胞胎詳針灸經脈、而天癸至、旁光爲任水、腎爲癸水、天癸者、先天腎水也、水之赤色者爲血、天癸至謂經行也月經以時下、經血每月一下、故曰月信、信者不失其期也、亦有兩月一行者名並月、有三月一行者、名居經、有一年一行者、名避年、有終身不行而孕者、名暗經、失期而或先或後、則因有病而然、先期者大概屬熱、亦有寒者、更須分虛實、若下血多、色深紅而濁者、爲實爲熱、實者血有餘也、芩連四物湯、六七若下血少、色深紅而濁、則爲熱爲虛、虛者血不足也、地骨皮飲七六　血滯者、薑芩四物湯七六、血多色淸淡者、實而無熱也、膠艾四物湯七六、血多有塊色紫稠粘腹痛者、實而兼瘀也、桃紅四物湯七六、若血少、色淺淡而淸者、爲虛且寒、乃氣不攝血、故先期而來、非熱逼也、當歸補血湯七六、聖愈湯七六

後期亦有寒熱虛實、若腹脹痛、血多色紫者、實也、熱也、瘀而滯也、過期飲六八、血多而色淡不紫、氣腥穢、腹痛不脹者、實而寒也寒、滯故後期也當歸建中湯六八、若血少而色淺淡、腹不脹痛者、虛而寒、濇而滯也、人參養榮湯六八、血少而深紅者、雖虛而熱也、芩連四物湯七六

二者均須論血色色以紅爲正若深紅而紫深紫而黑鮮明者屬熱黯晦者屬寒更以脉証參之若淡而帶白則爲寒証無疑若黃如米泔則爲濕化又須察其形氣爲熱所化則必稠粘臭穢爲寒所化則必清冷臭腥若是瘀積必見結塊若是潰敗則雜見五色似乎瘡瘍之膿血若更有臟腑屍氣且多下不止則爲危候又須察其腹之脹痛若經後痛者則爲氣血虛弱若經前痛者則爲氣血凝滯先脹後痛及脹多者氣滯血也先痛後脹及痛多者血滯氣也以此參酌自得之矣

忽遲忽早無定者爲經亂審其由治之

經行各証

經行發熱由外感者於應用方內加表藥由內傷者加裏藥又有熱入血室証小柴胡湯六八加歸地丹皮或清熱行血湯六八見傷寒少陽篇末及陽明篇

經行身痛若無外感乃血脉阻滯也於應用方內加羌活桂枝以疏通經絡若經後去血過多者乃血虛不榮也大補其血

經行腹脹痛脹多者加味烏藥湯六八行其氣痛多者琥珀散六八破其血經行去血多者當歸建中湯六八胞虛受寒小腹冷痛者大溫經湯六九但寒而不虛者吳茱萸湯

六九

經行吐瀉 脾虛者參苓白朮散六九 虛而寒者理中湯六九 熱而吐瀉及因停濕傷食等証並詳醫編

錯經吐衄血崩 血為熱迫上壅下崩也若去血過多則熱隨血去以補為主若去血少熱尚未減仍當清之甚者三黃四物湯六八 輕者犀角地黃湯七十

經行兼帶下 不論經行時見及前後見但臭穢粘膩者濕熱也若形清腥穢寒濕也從白帶門求治法

經閉 經斷復來

血滯經閉 因寒者即經所謂石瘕也寒客子門凝血不

散，留結腹大，狀如懷子，月事不下，又名血瘕，表証多者，吳茱萸湯，裏証多者，琥珀散，六八因熱者，即內經所謂胞脈屬心絡胞，胞脈閉，氣上迫肺，心氣不得下通，故月事不下也，乃血爲熱結迫肺作咳，三和湯，十七大便不實者去消黃，

血虧血枯經閉 經謂二陽，陽明胃也，之病，發心脾，言心脾氣鬱不舒，而致胃病也，一說胃病熱，熱傷脾，陰火乘心，故心脾病女子不月，依前說是胃病飲食少，血無以生也，依後說是血爲熱所耗也，其傳爲風消，血虛則熱，愈熱愈虛，肌膚瘦削如風之消物也，息賁者死，火刑金，肺氣不降，故奔迫上喘咳，嗽不已，俗所謂肺勞也，賁奔目此爲血虧經閉也，若失血過多，血就乾枯，經來漸少而閉，以致骨蒸肌

熱面色枯白痿黃毫無血色午後兩顴紅赤此為血枯經閉乃無血可行非有血而不行也二証並當清熱滋陰三和湯十七去硝黃經閉久嗽成勞者若不咳嗽止謂之虛必有咳嗽乃為勞所謂內傷以有咳嗽為重也証見骨蒸潮熱盜汗自汗體瘦食少俗所謂肺勞也按咳嗽亦有因外感風寒者不知解邪故久嗽不已亦成勞所謂傷風日久變成勞也俗名血風勞詳醫碥咳嗽照醫碥虛勞用藥

經閉腫脹先閉後腫通經自愈小調經散十七加紅花丹皮牛膝先腫後閉利水自愈茯苓導水湯十七叅胎前子腫及產後浮腫

室女師道姑也尼寡婦經閉室女年幼氣血尚未充足常

有經來數月忽止而非病者此不必治血充自復來若兼見虛損形証則爲童勞多屬難治此四等人常有情志不遂之病其脉弦出寸口者是也消遙散十七加香附澤蘭葉丹皮生地鬱金黑梔黃芩以清熱開鬱若氣血凝結大黃䗪虫丸十七人弱不任攻伐者澤蘭葉湯一七兼柏子仁丸一七久久其血自行

經斷復來 四十九歲後天癸絶經已斷而復來若無他証者乃血有餘也不必治若因血熱者芩心丸一七或益陰煎若因怒氣傷肝肝不藏血者逍遙散十七脾氣虛寒不攝者歸脾湯二七衝任虛損不固者八珍湯十八十全大

補湯二八

崩漏

婦人行經之後淋瀝不斷名曰經漏經血忽然大下不止名曰經崩多由衝任損傷脾虛不攝暴怒傷肝所致治法已見上條更有因濕熱者熱用知栢四物湯七六或荆芩四物湯七六濕用調經升陽除濕湯二七以補中勝濕可也失血過多須大補其氣血更升舉其下陷兼固澁其滑脫升舉則補中益氣湯二七腹痛加芍藥有熱加黃芩無熱加肉桂欬嗽去人參固澁則地榆苦酒煎二七血崩而心腹痛甚者名殺血心痛乃瘀滯不散也失笑散

七五先定其痛乃隨証治之

帶下 附白淫

多由濕熱所化如帶而下又帶脉橫束周身諸經濕熱皆得遺於帶脉而衝任督三脉同起胞中絡廷孔帶脉所受濕熱由之下注胞中廷孔廷孔即溺孔之端也故曰帶下色黃者脾經之濕熱脾爲熱傷不能運化津液則濕盛熱蒸之而成稠濁之形也色白者肺經之濕熱肺爲熱壅不能通調水道下輸旁光停爲痰飲而下古謂白痢爲熱傷氣分即此義也子和謂白亦血所化如瘡始爲血久化爲膿赤通色赤者熱傷血分也此與經漏無異而區別爲赤帶

者，一以經漏不過淋瀝點滴而來，此則成條如帶，又此常赤白相兼，不但血分熱，而且兼濕，如痢之赤白每相雜也。色青者肝經鬱熱而傷脾動濕也。色黑者腎熱則水液渾濁也。凡此皆以熱濕爲言者也。然亦有寒濕者，或先熱而後轉寒，或初便是寒，由五臟氣寒，不運行津液，停爲痰飲，不攝而下也。其辨別之法，則色鮮明，氣臭穢，形稠粘者爲熱；色黯淡，氣腥穢，形清稀者爲寒也。至若內癰潰出血膿及白濁，白濁有從尿竅出者，尿竅必不利，其色如米泔，此旁光病也，與帶下之尿利者不同；有從精竅出者，尿竅通利，膠粘如眵，乃胞中白淫病也，然所出不若帶下之多，亦異。詳醫碥赤白濁。皆與帶下病証不同，須細辨之。濕熱盛者導水丸二七微者清白散二七赤加地榆荆芥黄芩濕盛加二朮寒濕盛者萬安丸二七微者色黄宜四物湯六七加炮薑肉桂六君子湯三七歸脾湯一七色青黑宜八味地黄丸三七色白宜補中益氣湯二七凡帶下久而滑者於藥中加龍骨牡蠣石脂等以濇之更加升麻柴胡以升舉之附白濁白淫方白淫固精丸三七白濁威喜丸三七

瘕癥痃癖疝痞血瘀血蠱

瘕癥即積聚也男子爲積女人名癥男子爲聚女人名瘕臍兩旁有筋突起大者如臂小者如指曰痃癖小腹高起牽連腰脇疼痛曰疝痞者痞悶不通氣之壅塞也

瘀者血瘀於腹中未成堅塊也久則結塊而成血蠱矣凡此多由經產風冷外襲生冷內傷邪正相搏氣血結滯於腹中察其形狀時見時散者無形之氣也常見不散者有形之痰食血也痰食積滯者烏藥散七四加去痰消食之品血結者血竭散七四氣滯者大七氣湯七四通用開鬱正元散七四　痃癖葱白散七四　疝當歸散七四　血瘀未成形者面色痿黃腹脹痛而熱晡熱尿利矢黑　若產後惡露不行失笑散七五經閉不通玉燭散六七久成血蠱腹大面黃有蟹爪紋路　桃奴散七五

餘詳醫編

胎前

經水不行，未審是胎是病，用當歸川芎各三錢爲末，艾湯調下，覺腹內頻動是胎，動已無損。五月以上者，驗其乳頭乳根必黑，乳房亦升發，且有乳汁捻之則出也。

巢氏有分經養胎之說，謂一月名胚胎，足厥陰脉養之；二月名始膏，足少陽脉養之。（二脉屬木，氣始春也）三月名始胎，手心主脉養之；四月始受木精以成血脉，手少陽脉養之。（二脉屬火，木生火也）五月始受火精以成氣，足太陰脉養之；六月始受金精以成筋，足陽明脉養之。（二脉屬土）七月始受水精以成骨，手太陰脉養之；八月始受土精以成膚革，手陽明脉養之。（二脉屬金）九月始受石精以成毛髮，足少陰脉養之，十月臟腑關節，人神俱備，足大陽脉養之，二脉屬水此說最不經，不可泥也。

胎前用藥，大槩以清熱養血為主，恐傷陰血也，故汗下利小便均禁，丹溪謂理脾則氣血易生，疏氣則氣血調和。　母病致胎動者，但治其母，胎病致母病者，但安胎瘦人多火，勿傷其陰，肥人多濕，勿動其痰，白朮健脾消痰氣壅者可改用他品條芩清熱養陰，故為安胎要藥，隨証加減配用。胎不安穩，更佐以杜仲續斷阿膠艾葉，氣盛胎高則加紫蘇大腹皮枳殼砂仁，凡服藥恐有傷胎者，先用罩胎飲護之，方用嫩荷葉卷而未開者，陰乾為末，開水

調服三錢，乃用別藥無碍，

惡阻 孕月餘時嘔惡者，氣血因胞結于下，下不通而上于也，無別証而不甚者勿藥，甚則隨証治之，因痰者必見痰証，吐痰心煩，頭目眩暈，加味六君子湯，七五 熱者煩悶喜飲凉水，加味温胆湯，七五

胞阻 腹痛在腰腹間者，是屬胎氣滯而作痛也，胞蒂繫腰，防墮，膠艾四物湯，七六 加杜仲葱白大豆，淋酒煎，因外感則加獨活羌活，因內熱便閉，用蜜芒硝煎服，若上在心下者，多屬食滯，平胃散，七六 加草果枳壳神曲，便秘宜下者，加大黄，然必倍甘草，使不傷胎，在小腹下者，多因

胞血受寒，或停尿作痛也，胞血受寒者，加味芎歸飲，七六尿畜者，導赤散，七六或五苓散四五

子腫頭面徧身浮腫，小水短者水腫也，名子腫小水長者氣脹也，名子氣脹滿而喘在六七个月間者，名子滿但兩脚腫，皮膚薄而亮者，水腫之在下者也，但兩脚腫而皮膚厚者，氣腫之在下者也，氣亦能化水，然水畢竟少，水太盛兒未成形恐防浸漬胎壞須早治之茯苓導水湯，七十〇氣脹者加枳殼脚腿腫者加防已，喘者加苦葶藶，

子煩時時煩心，由胎中鬱熱上乘也，知母飲，七六熱甚加犀角，氣虛加人參湯加石膏，

子懸胸膈脹滿，曰子懸，更加喘甚者曰胎上逼心，俱宜

紫蘇飲七七虛加人參

子癇忽然顛仆抽搐不省人事須臾自醒仍如好人也此乃肝心二經風熱痰迷所致羚羊角散七七抽搐甚者鈎藤湯七七若口眼歪斜半身不遂於中風門求之

子嗽因痰者二陳湯七七加枳殼桔梗感冒風寒者桔梗湯七七久嗽屬陰虛麥味地黃湯七七

子淋五淋散七八加生地澤瀉車前滑石木通清熱利水

子瘖孕婦聲音細啞不响也非絕然無語由胎盛阻遏少陰之脉不能上至舌本故也產後音自出不必治

轉胞四物湯六七加升麻人參白朮陳皮煎服服後以指

探吐，如是者三四次，餘照醫碥小便不通門治之

激經 即胎漏孕後復行經也，此血有餘，無他證者，不必治，若熱激者，阿膠湯七八清之，若所下如豆汁或黃汁甚多者，恐胎枯槁而墮，宜黃耆湯七八或銀苧酒七八 又有尿血證，血出尿孔，乃旁先血熱也，四物湯六七加血餘白茅根以凉之，此與胎漏血出人門者不同

臟燥 孕婦無故悲傷者是也，甘麥大棗湯七八詳醫碥悲門

胎不安欲墮 跌撲傷胎者，芎歸湯七六調益母丸九七，暴怒傷肝，房勞傷腎，致胎動欲墮者，逍遙散十七六味地黃湯

七九母病虛弱欲墮者，十聖散七九胎傷腹痛血下者，佛手散六七加阿膠蘄艾杜仲續斷白朮條芩，血不下者，聖愈湯六七加杜仲續斷砂仁，血瘀不出者，加紅花桃仁生蒲黃五靈脂等。

墮胎 孕三月未成形者為墮胎，五七月已成形者為小產，悉如正產調理，若墮後血下不止，面黃唇白者，脫血也，急宜獨參湯，以峻補其氣，使無形生出有形來，且使氣不隨血脫，而後可以措手也。若惡血瘀滯不行，腹脇脹痛者，回生丹七九益母丸七九酌其緩急虛實用之。有常慣墮胎者，每如期而墮，謂之胎滑，此房勞太過，慾火煎

熬所致六味九七九酌用加味可也

子死腹中凡孕婦凶危之證欲知子母存亡但看孕婦面赤舌青腹冷如冰口出穢氣者其子必死若面青舌赤者其母必亡面舌俱青口角兩邊流涎沫者母子俱不能保審知其子已死急下之勿使穢氣惡血上沖心胸緩下用佛手散七六峻下用平胃散七六加芒硝看產母之虛實酌用再察其證之寒熱爲加味可也

子啼兒在胎中有啼聲或如鐘鳴也空房中鼠穴土同川黃連煎湯飲之自止

胎兼瘕癥但攻其大半即止詳醫徧積聚

胎不長 孕五六個月而胎不長，由姙母虛弱也，八珍湯八十、六君子湯七三之類補之。

鬼胎 因其人思想不遂，情志相感，自身氣血鬱結而成，如腸覃石瘕之類。二者詳醫編積聚。腸覃宜香稜丸八十，石瘕宜吳茱萸湯六九。鬼胎依此用之，若果爲鬼祟所憑，加入喻嘉言治祟方可也八一。

附夢與鬼交 尋常夢遺見醫編，若鬼祟所憑者，必獨笑獨悲，獨語如有所對，歸脾湯七一調辰砂琥珀末服，喻嘉言治祟方八一、秦承祖灸鬼法八二並效。

臨產

月足而產，猶瓜熟則落，自然而然，何憂何慮耶。囑令寬心，勿致憂而氣結，驚而氣散，更不許收生婆妄言恐嚇，及人多語雜，令其驚恐也。

胎至八九月或十月已足，腹中痛有作有止，痛定仍如常，及痛不甚者，皆非產也。是產必痛甚，且連痛不已，併腰亦痛（腎繫於腰，胎繫於腎也），然兒生自有其時，必兒頭已正頂產門，胞破水下，穀道挺迸，目中火爆，捻其中指本節跳動，乃爲產時，產母於此際努力一送，兒即出矣。若先期用力，恐兒未轉身，妄行努逼，則有倒出（足先出也）、橫生（手先出也）、側產（兒頭雖頂產門，尚偏側不正，止見額角也）之禍，即幸免此，亦預費氣力、臨產時反無力推送矣。然不特用力不可早，即臨盆亦不可早。恐久坐久立，亦消乏精神氣力。故達生編（此書最精當熟讀之）謂只宜忍痛正身仰臥以俟其時也。（或臥或行或坐總不拘但以適意爲主意適則血脈調和流動而不凝滯兒亦易於轉身）如是則何難產之有。然亦有難產者，或初產之人，或虛弱之婦，或不知此而犯前項之忌，皆致難產。詳後法。

難產

交骨不開　有因氣血不足者，有初次生產者，均宜開骨散（八二）通其陰氣。（弱者加人參）

氣血凝滯　有胎前喜安逸，不耐勞碌，貪眠嗜臥，以致凝滯者有平素血液乾枯或胞漿早破產道乾澁者滑胎煎八 及猪油麻油蜂蜜葱白葵子牛乳滑石當歸榆白皮之類若是氣虛力乏者獨參湯 若嚴寒凝滯者紫蘇生薑煎湯薰洗腹及下體煖即產

橫生側生倒生 並令安心仰臥 一則易于施治一則紓產母並胎兒之困若久於坐立則倒懸之兒殆矣 橫倒生者推兒手足令入不應則以針刺兒手足用鹽擦之兒痛即縮上轉身矣側生者看其頭偏在何處隨勢推正之

絆肩 兒頭雖正頂產門因轉身時臍帶絆肩故不得下亦令產母仰臥以指撥開肩上臍帶即出

坐礙 產母疲倦久坐抵其產路而然用長手巾一條拴繫高處令手攀之輕輕屈足伸舒以開產路即下

盤腸 兒未出母腸先拖出也恆有之勿慌俟兒出後腸仍不收研爛草麻仁四十九粒塗其頂心收即去之內服補中益氣湯二七或八珍十八十全大補等湯二八加升麻其腸自收捷法醋水各半出產母不意噀其面背一驚即收一法煮滚醋放盆內將腸放篩箕上就薰之即收

胎衣不下 產後氣力困乏不能送出別無脹痛者獨參湯及八珍湯十八等外以草麻仁一兩搗爛貼右足心衣下速洗去緩則腸亦出若久久不出則血入胞中胞大

難出矣。蓋臍帶連胞，兒出則帶必墜胞，胞形如仰盂，盛聚血水，胞即脹大，故難出也。或以手指頂其胞底，傾翻其血；或以指摸胞上口，扳開一角，傾瀉其血；或以本婦頭髮攪其喉，使其嘔惡，則氣升胞舉，底翻向上，其血亦傾（即指頂意），並效。若血浸淫已久，滲入胞中，縱傾翻其餘血，而血已滲透胞衣，必厚，此非破血不可，速用奪命散（八二）或失笑散（七五）散之，免致脹痛上攻。若爲風冷所干，致血凝瘀者，治同。

產門不閉　初產傷重者，濃煎甘草湯洗之。由氣血不足者，十全大補湯（八二）。

子宮脫出又名子腸不收補中益氣湯二七加醋炒芍藥餘同盤腸法或炙頂心百會穴數壯或以荆芥霍香椿根白皮煎湯薰洗神效或蛇床子五兩烏梅十四個煎湯洗之日五六次

產後

血暈產後眩暈昏迷有因惡血停瘀上攻而然者必非驟見面唇必紅赤佛手散六七有因人本虛弱產時去血過多血脫氣亦隨脫而然者面唇必色白產畢即見清魂散二八或獨參湯頻灌之並宜頻燒乾漆及燒鐵釘淬醋不時薰之

腹痛 若惡露（即惡血也。血何名惡？以應出不出，即留滯爲患，故曰惡也）不盡下，留瘀作痛者，必痛而脹，手按必拒，或併小腹硬實脹痛，或自下上冲心胸也。近上者，失笑散（七五）；近下者，回生丹（八十）、奪命散（八二）。若因風寒乘虛入於胞中，滯血爲痛者，香桂散（八三）。腹中有塊者，延胡索散（八三），不散必成血瘕。若因傷食而痛者，必見惡食噯腐等証，異功散（七三）加山查、麥芽、神曲。若因怒氣肝鬱痛連兩脇者，四物湯（六七）加木香、柴胡。此皆實証。若痛而不脹，喜揉按熱熨，或得食稍緩者，皆屬虛痛也。血虛者，當歸建中湯（六八）；氣虛者，四君子湯（七三）加當歸、炮薑（脾氣虛者宜之）；胃關煎（八三〇，胃氣虛寒者宜之）。

小腹痛　血塊未淨者名兒枕痛摸之有塊按之亦拒手延胡索散八三凡小腹痛須辨小便利不利利者爲血瘀不利者爲水蓄水蓄者五苓散七六若寒氣凝滯不治則成寒疝吳茱萸湯六九

脇痛　左多屬肝血瘀延胡索散八三右多屬肝氣滯四君子湯七三加青皮柴胡若去血過多而痛者八珍湯八十加肉桂

心胃痛　四支厥逆爪甲青白者風冷入內氣血凝滯也大巖蜜湯八三中脘痛惡食嘔吐者食滯也二陳湯七七加木香砂仁神曲麥芽等若便結尿濇渴欲飲冷者實熱

也玉燭散六七

腰痛下注兩股皆痛者產時風冷內侵血滯三陰經也佛手散六七加獨活肉桂續斷牛膝防風桑寄生若因去血過多三陰虧損者六味地黃湯七九加桂附續斷杜仲

偏身痛去血過多者八珍湯八十等風寒外客者加羌活防風等表藥若面唇紫赤者必血瘀也四物湯六七加秦艽桃仁沒藥紅花

頭痛若面色黃白無表裏証者乃產後去血過多也詳四診問頭身八珍湯八十加蔓荊子若先見腹痛者瘀血以漸上攻也芎歸湯六七

惡露不絕或由停瘀零星漸下或瘀已盡去而衝任虛損不能收攝也瘀者必黯濁臭穢佛手散七六不攝者必是新鮮之血十全大補湯八二加阿膠續斷

筋攣筋脉拘攣疼痛俗名雞爪風產後血虧不能榮筋也八珍湯八十加黃芪阿膠桂枝兼感外風者四物湯六七加柴胡木瓜桂枝鈎藤

氣喘因血脫而孤陽上越者危獨參湯加固斂之藥因瘀血上攻者面必紫赤奪命散八二虛者入參一兩蘇木二兩煎湯冲散服

浮腫敗血流入經絡化水而浮腫者徧身青腫皮如熟

李病在血分也小調中湯八三調小調經散七十若心胸脹滿膚脹皮厚小水倘利者病在氣分也枳朮湯八三若皮薄而亮小便不利臥則喘咳者此爲水腫茯苓導水湯七十

發熱 去血過多陰虛發熱者若汗喘則陽欲亡急用當歸補血湯六七若產時傷力勞倦發熱者補中益氣湯七二八珍湯八十脾虛傷食發熱者異功散七三加消導之品若瘀血發熱必兼腹痛生化湯八四諸去瘀藥酌用

寒熱 惡寒發熱者外感也一面惡寒一面發熱非有先後也四物湯六七加柴胡葱白諸表藥可酌用先寒後熱或先熱後寒往來作止

有定期者瘧也多是血瘀與食滯生化湯八四加柴胡鱉甲山查神曲若無定期者乃血氣虛損榮衛不調陰陽相爲勝復也惟有大補氣血而已

汗 大汗不止及頭汗如雨小便全無此爲亡陽血脫氣隨脫也非大劑參附不能回陽若頭微汗身無汗小便利屎黑者瘀血逼熱上攻也去瘀自已小便不利而喘咳者水氣也利水自已若非瘀血水濕則爲陽脫之象矣

痙 頭搖喘促汗出不止兩手撮空者必死餘詳醫碥

抽搐 八珍湯八十加丹皮生地鈎藤鈎若搐而無力戴眼

大汗不止者死餘詳醫碥

不語有氣血兩虛神識昏冒者八珍湯八十加鈎藤菖蒲遠志有瘀血冲心者七珍散八四有痰熱乘心者二陳湯七七加膽星黃連有亡血筋急舌不能運者四物湯六七

衄血便血血崩瘀血不下火逼上行為衄黑色見於口鼻者難治用人參澤蘭葉湯八四多冲童便服之若逼從大便出芩連四物湯六七芩連俱酒炒黑用欲止之者更加地榆荊芥穗微炒升麻棕櫚皮阿膠脾虛不攝者歸脾湯七二中氣下陷者補中益氣湯七二若血崩者當峻補之十全大補湯八二加阿膠升麻續斷棗仁山茱萸薑炭若因暴怒傷

肝血妄行者逍遙散加黑梔生地白茅根因停瘀者必多小腹脹痛佛手散或失笑散

譫狂見鬼　敗血冲心者小調經散七十血虛神不守舍者妙香散八四當歸熟地煎湯調服神效

渴　氣虛津乏之者生脈散八四血虛者四物湯六七加花粉麥冬甚者竹葉歸耆湯八四

咳嗽　外感風寒者旋覆花湯八五陰虛火炎者六味地黃湯七九加麥冬五味瘀血上冲者佛手散七六加桃仁杏仁紅花川貝母延胡索

痢　熱者清之槐連四物湯八五冷熱不和者芍藥湯八五墜者倍檳榔痛加生大黃日久虛寒滑脫者眞人養臟湯

八五氣血大虛者，十全大補湯。八二若敗血滲入大腸作痢者，四物湯。六七加阿膠地榆血餘烏鰂魚骨。餘詳醫碥。

瘧 已見上寒熱條及醫碥。

大便秘結 血枯腸燥，但用導法可也。

小便淋閉 瘀血挾熱，流滲尿胞中者，四物湯。六七加蒲黃瞿麥桃仁牛膝滑石甘草稍木通木香。

小便不禁 穩婆不慎，傷其尿胞者，黃耆當歸散。八五補之引用猪草胞同煎。

血敗成癰 產後敗血不行，榮氣不從，從順也逆於肉理結成癰疽者，生化湯。八三加連翹金銀花甘草節乳香没藥

不可用寒藥一恐冰血一恐寒中難潰難歛

產後治法總論　丹溪謂氣血兩虛惟宜大補雖有他証以末治之而張子和則云產後多瘀血証慎不可作虛治二說各成其是不可偏執何則生產乃天地自然之理兒出血隨亦屬自然壯健之婦產後安然如故豈可概稱爲虛又其人臟腑素熱者產後豈必遽寒子和磚出窑仍熱之說深爲得理可概用溫補之藥乎今人惟從丹溪寒凉攻逐聞而吐舌覽子和儒門事親諸案咸疑而不信一味溫補令熱愈錮血愈瘀漸致腫脹喘咳二便淋秘骨蒸潮熱而死者多矣已上各條証治係從

金鑑錄出於攻伐清涼一門尚多未備學者博覽羣書取衷焉可也按子和每以四物湯六七與涼膈散十二對服又用玉燭散六七導水丸七二禹功散八七調胃承氣湯四九等以清之瀉之三聖散八七等以吐之又常飲以冰水無不應手取效當細察之

乳証

乳不行 乳與血本一物在上為乳在下為月經化生於脾水穀之精氣所醞釀而成者也故乳之味甘宣布於肺故乳之色白及其變為血則心火之所成也故色紅歸藏於腎故味鹹一而二二而一者也故經行則無乳

乳行則無經（亦有並行者，則血之旺者也），蔭於胎則經乳俱不行。然則產後乳少者，其為血虛可知矣。四物湯（六七）加花粉、王不留行、通草、穿山甲、猪蹄熬湯煎服。脾虛食少者，四君子湯（七二）。並用葱白煎湯，時時淋洗乳房，以通其氣（血少必滯故）也。若因血瘀而不行者，兩乳必脹痛，湧泉散（八五）。

乳湧　壯旺者不用治，虛者十全大補湯（二八）倍參耆（氣虛不攝也，過猶不及之義）。

無兒食乳欲其消　麥芽炒熟，煎湯時時飲之。兒食少而乳過多者，免懷散（八六）迴之。

乳癰　乳房忽然紅腫堅硬，疼痛增寒壯熱者，乳不通而欲成癰也，乃足陽明（乳房屬之）厥陰（乳頭屬之）二經風熱壅盛，多由鬱怒厚味致之。初起宜消毒飲（八六），若寒熱係由外感者，加荊芥防風羌活獨活，服後不消，其膿已成者，加皁角刺穿山甲以穿發之。若潰後氣血虛者，人參養榮湯（八六），膿清不斂者，大劑參耆桂附。乳癰有因其兒口氣焮熱，口含乳頭睡著，熱氣吹入乳中，以致乳管不通，因而結核，名曰吹乳。於初起時，忍痛頻揉，令人吮去滯乳，亦可消，否則成癰，立效散（八六）。膿成者潰，未成者消，外用南星半夏殭蠶白芷皁角刺草烏為末，葱汁合蜜調敷。大約青皮疏肝滯，石膏清胃熱，甘草節行污濁之血，瓜蔞實消腫導

毒再加没藥橘葉皁角刺金銀花蒲公英當歸以少酒佐之此治實之法也若因虛寒而氣血凝滯者証必不暴則爲乳巖之類詳下條

乳巖　乳根結成隱核如圍棋子大不痛不癢肉色不變其人或內熱夜熱數年後方從內潰出嵌空玲瓏洞竅深陷有如山巖故名由其人中氣虛寒或抑鬱不舒致氣血凝滯宜早服十六味流氣飲六八或逍遙散十七外以木香生地搗餅敷上熱器熨之鹿角膠一味消巖聖藥隔蒜灸亦佳不時以青皮甘草爲末煎濃薑湯調服亦可宜戒七情厚味便可消散若潰後惟宜培補十全大

補湯八二八珍湯八十歸脾湯七一人參養榮湯六八酌用。

妒乳　乳頭生瘡也，以鹿角甘草爲末，雞子黃調，銅杓內炙，敷之，內服連翹散八六

乳懸　兩乳細長，下垂過腹也，由瘀血上攻使然，濃煎芎歸湯七六不時飲之，以其餘滓薰嗅，則瘀散乳即上升，不效，更以萆麻仁搗貼頂心，收即去之。

前陰諸証

陰腫　肝心二經，火盛濕熱下流也，龍膽瀉肝湯八六若氣虛下陷重墜者，補中益氣湯七二外用蘄艾防風大戟熬湯薰洗，更以枳實陳皮各等分爲末，炒熱騰之，騰謂煎熱滾以其

氣蒸騰則腫痛自消、
之也、

陰中痛 肝脾鬱滯、濕熱下流所致、有痛極手足不能舒伸者、內服逍遙散七十加丹皮梔子、外以四物湯料、六七合乳香搗餅、納陰中即愈、

陰癢 濕熱生虫也、加味逍遙散十七加槐實白斂、或龍膽瀉肝湯、八六外用蒜湯洗、再以桃仁研成膏、合雄黃末、用雞肝切片蘸藥、納戶中、俟虫鑽食其肝、取出即愈、

陰挺 陰中內突出、狀如菌如雞冠也、或因濕熱下注、或因氣虛下陷、或因胞絡傷損不能內繫、或因分娩翻出即癲、疝之類也、屬熱者必腫痛、小便赤數、龍膽瀉肝湯、八六屬

虛者反是，且必重墜，補中益氣湯二七加青皮梔子。外用蛇床子烏梅煎水洗，更以猪油調藜蘆末敷之必愈。若突出甚長，至數寸一尺者，名陰痔，即俗所稱茄子病也。流黃水者易治，濕熱易去也。流白水者難治，無熱蠲虛故難治也。烏頭燒存性，釀醋熬薰，內服逍遙散十七補中益氣湯二七歸脾湯二七。酌其虛實用之。

陰瘡 亦肝脾鬱火濕熱下流，久而生虫，虫蝕成瘡，膿水淋漓，時痛時癢，常覺虫行，小腹脹悶，尿赤頻數也。腫痛者，四物湯六七加柴胡梔子龍膽草；潰爛出水者，加味逍遙散十七；重墜者，補中益氣湯二七。

陰冷艱於受孕，宜八味地黃丸二七，外以遠志、乾薑、蛇床子、吳茱萸各等分爲末，棉裹納陰中，日二易。

陰吹陰中時時出氣有聲也，由胃中穀食盛，故分泄於前陰，用婦人髮一團，洗淨，猪膏煎化服之，導病從小便出，此金匱方。若氣虛下陷者，四君子湯三十加升柴提之。

交接出血由陰絡傷損，血本不固，交接則肝火動而疏泄也，歸脾湯一七加伏龍肝煎服，或以桂心、釜底黑二味爲末，酒冲服方寸匕，自愈。有熱者，前湯加膽草、黃芩、柴胡、梔子。

種子論

此書不載種子方法何也曰種子方法只寡欲多男一句可了其餘慎起居節飲食調性情適寒溫自是養身常道固不單爲種子言也夫藥以治病無病何用藥設有病則寒熱虛實証亦紛然莫紀古今醫方尙不可盡而欲以印板數方治之且種之不亦挂一漏萬乎且種子諸方例用溫補而張子和謂吐汗下三法行則天下無不孕之婦然則何方不可種子而拘守一途也不載之載其載畢矣

張子和云婦人無病而無子經血如常或不調者乃陰不升陽不降（即心火腎水不交也）有所滯碍也可用獨聖散（八七吐）

痰二三升，火熱必生痰，後用禹功散七八或無憂散七八瀉三五行，或十餘行，以去腸胃之積，次吃葱醋白粥三五日，胃氣通暢，可服玉燭散六七助以桂苓白朮丸散七八降心火益腎水，水火相濟，不數月必有孕也，一婦夢與鬼交，及見神堂陰府舟楫橋梁，如此十五六年不孕，炙穴萬千，黃瘦發熱引飲中滿足腫飲多小便不利也 此陽火盛於上，陰火盛於下，鬼神者，陰之靈，神堂者，陰之府，舟楫橋梁者，水之用，火盛則魂動而多夢，其火本腎經相火，腎爲陰，故夢鬼神，腎屬水，故夢舟梁也，上焦陽火，乃艾炙所生，後起者耳，兩手寸脉皆沉伏，知胸中有痰也痰在內故沉伏凡三涌三濕三汗，不旬日而無夢，一月而有孕，又一卒妻心下有冷積如覆杯，按之有水聲，卒慮無子，欲出之，以三聖散八七吐涎一斗，次服白朮調中湯八八、五苓散七六，後服四物湯六七和之，不再月而孕，故曰用吾三法，無不子之婦。又云，病久否閉，忽得涌泄，氣血沖和，又云中脘和暢，心腎交媾，陽事必舉。子和此義精矣，錄之以開拓學者心胸。喻嘉言云，經云，陰平陽秘，可見陽之秘密不泄，由於陰之和平，蓋陽根於陰，培陰所以培陽之基也，水足則火不易動，腎之閉藏有權，則肝不得而輕泄也。今人以熱藥刼陰，托名臍帶胎髮，實用煉過硫黃在內，服之陽雖堅壯，未幾燥病百出，有傷腦而精流不止者，蓋腦爲髓海，腦熱而通身之髓盡奔也。

有腦、熱蒸滌、黃濁透入板壁、刻削不除、熱極生風竟至不起者、有病消渴、醫令服六味地黃湯、千劑始愈者、又有用麝香硫黃附子等熱藥、加艾火蒸臍者、以是種子、有速斃耳、又云一友繼室身體肥盛經候亦調從未孕育、蓋體肥者、血雖旺而氣不流也、地體厚重得大氣以運之、則生機不息、若重陰沍寒、之區天日之光不顯則物生實罕、昔湖陽公主、體肥難產、醫爲製枳殼、厚朴等耗氣之藥名曰瘦胎飲服數十劑、而臨產順利、蓋肥滿之軀、胎處其中全無穴隙以故傷胎之藥、止能耗其外之氣血、而不能傷其內之胎元此用藥之妙也今倣其意而製方，不用補氣之藥，而用耗氣之藥，耗氣猶云行氣耳以助其流動，豈杜撰乎。又金鑑云，婦人肥盛多不孕，以脂膜塞閉子宮也，以滌痰湯八八送滌痰丸八八，此皆至論，醫者所當知。

婦科輯要終

嬰科輯要

諸方

一捻金

大黃生　黑丑　白丑　人參　檳榔各等分

右為細末每少許蜜水調服

勻氣散

陳皮　桔梗各一錢　炮薑　砂仁　炙甘草各五分

木香三分

右共為細末每服五分紅棗煎湯調服

理中湯

人參　白朮土炒　乾薑　甘草炙　引用紅棗肉

水煎服

生地黃湯

生地黃　赤芍藥　川芎　當歸　天花粉

甘草生　水煎服

眞金散

黃連生　黃柏生　當歸　赤芍藥各一錢　杏仁去皮尖五分炒

右剉散乳汁浸一宿晒乾爲極細末用生地黃汁調一字頻頻點眼卽愈

香蘇飲

藿香 蘇葉 厚朴薑炒 陳皮 枳殼麵炒

茯苓 木香煨 炙草 引用生薑水煎服

二陳湯

半夏薑製 陳皮 茯苓 甘草

引用生薑水煎服

導赤散

生地 木通 甘草稍 引用燈草竹葉水煎

服

八正散

扁畜　瞿麥　滑石飛　木通　赤茯　車前子　生大黃　山梔子生　引用燈心水煎服

豆豉膏

淡豆豉一勺　田螺十九個　葱一大束

右搗爛用巴蕉汁調貼臍上

木通散

車前子　扁蓄　瞿麥　木通　赤茯

山梔　滑石　黃芩　生甘草　大黃

引用燈心水煎服或入薄荷同煎

紫霜丸

代赭石一兩火煆醋浸三五次研　赤石脂一兩　杏仁六十粒去皮尖
巴豆三十粒去油膜　為末飯糊丸如麻子大日服三丸白水
下

黑白散

黑牽牛半生半炒　白牽牛半生半炒　大黃生　檳榔
陳皮各五錢　生甘草三錢　元明粉一兩
右除檳榔不過火餘五味或晒或焙乃合檳榔為末同
元明粉入乳鉢內研細每服五分至六七分溫蜜湯調
化

蘇合香丸

蘇合香油五錢入安息香內　安息香一兩另爲末用無灰酒半斤熬膏　丁香　青木香　白檀香　沉香　蓽茇　香附子　訶子煨取肉　烏犀鎊　硃砂各一兩水飛　薰陸香　片腦各五錢研　麝香七錢半

右爲細末入安息香膏煉蜜和劑圓如芡實大空心用沸湯化下酒下亦可

生地黃湯

生地黃　赤芍藥　川芎　當歸　天花粉　赤茯苓　澤瀉　豬苓　甘草生　茵陳蒿

引用燈心水煎食前服

犀角散

犀角鎊　茵蔯蒿　括蔞根　升麻　甘草生

龍膽草　生地　寒水石煆　水煎不拘時服

清熱解毒湯

生地　黃連　金銀花　薄荷葉　連翹去心

赤芍　木通　甘草生　引用燈心水煎服

蔣氏化毒丹

犀角　黃連　桔梗　元參　薄荷葉

甘草生　大黃生各一兩　青黛五錢　爲細末煉白蜜爲丸重

六分每服一九燈心湯化下

換肌消毒散

當歸　生地黄　赤芍藥　川芎　皂刺

土茯苓　金銀花　連翹去心　甘草生　白芷

苦參　白蘚皮　防風　引用燈心水煎服

清涼膏

石灰四兩未經水濕成塊者　用水泡之没指半許露一宿面上有浮起如雲片者輕輕取之微帶清水視其多寡對小磨香油亦如之以順攪成膏爲度用雞翎掭之自愈

太乙紫金錠

雄黄三錢鮮紅大塊者　硃砂三錢　麝香三錢　川五倍子二兩

紅芽大戟杭州紫大戟爲上去蘆根洗净焙乾一兩五錢 山慈菇二兩洗去毛皮焙乾
千金子一兩一名續隨子仁白者去油 各爲細末候端午七夕重陽
或天月德天醫黃道等吉日於乳鉢內合乳數百轉方
入石臼內糯米濃汁調和軟硬得中搗千餘下至光潤
爲度作一錢錠陰乾

鵝黃散

黃柏 石膏各等分煆 共研爲細末撲之濕則乾撲乾
則用豬苦胆調搽

當歸飲

何首烏製 白蘚皮 白蒺藜 甘草 當歸

生地黃　白芍藥　人參　黃耆　川芎　水煎服

龍膽湯

柴胡　黃芩　生甘草　鈎藤鈎　赤芍　大黃紙裹煨　龍膽草　蟯螂去翅足　桔梗　赤茯苓

引用棗肉水煎服

秘方擦牙散

生南星二錢去皮臍　龍腦少許　右研爲極細末用指蘸令生薑汁放大牙根擦之立效如不開者將應用之藥調和稀糊含在不病人口內以筆管揷入病人之鼻孔用氣將藥極力吹入其關立時卽開此法有通仙之妙不

可不知

辰砂全蝎散

辰砂五分水飛　全蝎三枚去毒　硼砂　龍腦　麝香各一分

右爲細末用乳母唾調抹口唇裏及齒上

辰砂殭蠶散

辰砂五分水飛　殭蠶一錢直的去絲嘴炒　蛇蛻皮一錢炒　麝香五分

右爲末用蜜調敷唇口

撮風散

赤脚蜈蚣半條炙　釣藤鈎一錢五分　硃砂水飛　直殭蠶焙

衍蝎尾各一錢　麝香一字　右爲末每服一字竹瀝調下

清熱瀉脾散

山梔炒　石膏煅　黃連薑炒　生地　黃芩　赤苓　引用燈心水煎服

保命散

白礬燒灰　硃砂各二錢五分水飛　馬牙消五錢　水攪白鵝糞取汁調塗口角舌上

如聖散

鉛霜一錢　眞牛黃一錢　太陰元精石　硃砂各一錢五分水飛　龍腦五分　右爲極細末每用一字摻患處

一字散

硃砂水飛　硼砂各五分　龍腦　樸消各字

右爲極細末用蜜調少許鵝翎蘸搽口內

清胃散

生地　丹皮　黃連　當歸　升麻

石膏煅　引用燈心水煎服

瀉心導赤湯

木通　生地　黃連　甘草生　引用燈心水

煎服

瀉黃散

藿香葉　山梔子炒　石膏煅　防風　甘草生

引用燈心。水煎服

清熱飲

黃連生　生地　木通　甘草生　連翹去心

蓮子　引用淡竹葉水煎時時灌入口中

川消散

樸消五分　真紫雪二分　鹽一分　爲細末以竹葉調敷舌上

滲臍散

枯礬　龍骨各二錢煆　麝香少許　右爲細末乾撒臍中

金黃散

川黃連二錢五分 胡粉 龍骨各一錢煅 爲末敷患處

驅風散

蘇葉 防風 陳皮 厚朴薑炒 枳殼麩炒 木香煨

殭蠶炒 鈎藤鈎 生甘草 引用生薑水煎服

益脾散

白茯苓 人參 艸果煨 木香煨 炙甘草 陳皮

厚朴薑炒 紫蘇子炒各等分 右爲末每服一錢薑棗湯

調服

犀角消毒飲

牛蒡子炒研 生甘草 荊芥 防風 金銀花

水煎熟臨服入犀角細末調匀服

白芍藥湯

白芍一兩酒炒　澤瀉五錢　甘草生一錢二分　肉桂揀薄者刮去粗皮一錢

共研粗末每用二錢水一鍾煎四分空心頻服

二豆散

赤小豆不去皮　豆豉　天南星去皮臍　白斂各一錢

右為細末用五分芭蕉汁調敷臍四旁日二次

和氣飲

蒼朮　紫蘇　防風　赤苓　豆豉　藿香　陳皮

厚朴薑炒　炙甘草　引用生薑燈心水

調中湯

人參　茯苓　藿香　白朮土炒　甘草炙　木香煨

香附製　縮砂仁　引用煨薑水煎服

益脾鎮驚散

人參一錢五分　白朮土炒　茯苓各三錢　硃砂八分　鈎藤二錢

甘草炙五分　右為細末每服一錢燈心湯調服

養脾丸

人參　白朮土炒　當歸　川芎各三錢　青皮醋炒　木香煨　黃連薑炙　陳皮各二錢　神麯炒　山查　縮砂仁

麥芽炒各一錢

右爲細末神麯糊爲丸如麻子大每服二十丸陳倉米飲下

保安丸

香附醋炒　縮砂仁各一兩　白薑炮　青皮醋炒　陳皮

三稜　莪朮　炙甘草各五錢　爲細末麵糊爲丸量兒大小與之白湯化下

和中清熱飲

黃連薑炒　半夏薑製　陳皮　茯苓　藿香　砂仁

引用薑水煎服

溫中止吐湯

白豆蔻研　茯苓　半夏薑製　生薑

水煎沖磨沉香汁服

消乳丸

香附製二兩　神麯炒　麥芽各一兩炒　陳皮八錢　縮砂仁炒　炙草各五錢　細末滴水爲丸如粟米大量兒大小服之薑湯化下

保和丸

南山查二兩　神麯一兩炒　茯苓　半夏各一兩薑製　連翹去心　陳皮　萊服子各五錢炒　爲細末麵糊爲丸麥芽湯化下

桔梗二陳湯

枳殼麩炒 桔梗 陳皮 半夏薑製 茯苓 甘草炙

引用薑水煎服

白豆蔻散

白豆蔻 砂仁 青皮醋炒 陳皮 炙甘草 香附米製 蓬莪术各等分 右為細末每服一錢紫蘇煎湯調下

熨臍法

淡豆豉 生薑各二錢切碎 葱白五莖 食鹽一兩

同炒熱置臍上熨之

蟬花散

蟬花下半截不拘多少 右研細末每服小許薄荷煎湯調下

清熱鎮驚湯

柴胡 薄荷 麥冬去心 梔子 川黃連 龍膽草

茯神 鉤藤鈎 甘草生 木通 引用燈心竹葉調

硃砂末服

安神鎮驚丸

天竺黃 茯神各五錢 膽星 棗仁炒 麥冬去心 赤芍 當歸各三錢 薄荷葉 黃連 辰砂 牛黃 梔子 木通 龍骨各三錢煅 青黛一錢 右為細末煉蜜丸如菉豆大赤金鉑為衣量兒大小與之淡薑湯化下

羌活散

羌活 防風 川芎 薄荷 天麻 殭蠶炒 甘草生 川連 柴胡 前胡 枳殼麩炒 桔梗

引用生羌水煎服

凉驚丸

龍膽草 防風 青黛各三錢 鈎藤鈎二錢 黃連五錢 牛黃一錢 右爲細末麵糊爲丸如粟米大量兒大小與之金器煎湯化下

凉膈散

黄芩 大黃 連翹去心 芒硝 甘草生 梔子

薄荷　引用竹葉生蜜煎服

瀉青丸

龍膽草（焙）　梔子　大黃（煨）　羌活　防風（各一錢）　川芎（一錢五分）　右爲細末煉蜜爲丸如桐子大竹葉薄荷湯調下

牛黃丸

黑丑　白丑（各七錢五分）　膽星　枳實（麩炒）　半夏（薑製各五錢）　牙皂（二錢去皮弦）　大黃（一兩五錢）　右研極細末煉白蜜爲丸重五分量兒大小與之薑湯化下

清熱化痰湯

橘紅　麥冬去心　半夏薑製　赤苓　黃芩　竹茹　甘草生　川連　枳殼麩炒　桔梗　膽星　引用生薑燈心水煎服

九龍控涎散

赤脚蜈蚣一條酒塗炙乾　滴乳香　天竺黃各一錢二味同研勻　臘茶　雄黃　炙甘草各二錢　荊芥穗炒　白礬各一錢枯　菉豆一百粒半生半熟　右爲末每服五分人參薄荷湯調下

牛黃散

牛黃一錢細研　硃砂一錢細研水飛　麝香五分　天竺黃二錢　蠍梢一錢　鈎藤鈎二錢　右研勻每服一字新汲水調下

釣藤飲

人參　全蠍去毒　羚羊角　天麻　甘草炙　釣藤鈎

水煎服

琥珀抱龍丸

人參琥珀　茯神各五錢　山藥一兩炒　甘草四錢炙

檀香三錢　天竺黃　枳殼麩炒　枳實麩炒各五錢　辰砂三錢

膽星五錢　赤金箔二十片　右爲細末鍊蜜爲丸每丸重

一錢大兒一丸小兒半丸淡薑湯化下

清心滌痰湯

竹茹　橘紅　半夏薑製　茯神　枳實麩炒　甘草生

麥冬去心　棗仁炒　人參　菖蒲　南星　川黃連

引用生薑水煎服

七厘散

全蠍酒洗炒去鹹味焙三分一方用蠍梢去毒五分　珍珠　牛黃　冰片各一分一方片四厘麝六厘　膽星　炙草　白殭蠶薑汁炒各三分　硃砂三分　天麻蒸　川連炒各四分一方加琥珀竹黃各一分白附二分

共為細末每服七厘薄荷燈心湯或金銀湯下

醒脾湯

人參　白朮土炒　茯苓　天麻　半夏薑製　橘紅　全蠍去毒　殭蠶炒　甘草炙　木香　倉米　胆南星

引用生薑水煎服

青州白丸子

生川烏五錢去皮臍 生半夏七兩 生南星三兩 生白附子二兩

右爲末盛生絹袋內用井花水擺出粉末盡再擺以粉盡爲度置磁盆內日晒夜露每早撇去舊水別用新水攪春五日夏三秋七冬十日去水晒乾研爲細末用糯米粉煎粥清丸菉豆大每服三五丸薄荷湯送下

柴芍六君子湯

人參 白朮土炒 茯苓 陳皮 半夏薑製 甘草炙

柴胡 白芍炒 鉤藤鉤 引用薑棗水煎服

木香丸

没藥　木香煨　茴香煨　鈎藤鈎　全蠍　乳香各等分

先將乳香没藥研勻後入諸藥末和畢取大蒜少許研細和丸如桐子大晒乾每次二丸

養藏散

當歸　沉香　木香煨　肉桂　川芎各五錢　丁香二錢

右為細末每服一錢淡薑湯調服

温中補脾湯

人參　黃耆蜜炙　白朮土炒　乾薑　陳皮　半夏薑製

附子製　茯苓　砂仁　肉桂去粗皮研　丁香　白芍炒焦

甘草炙 引用煨薑水煎服

固眞湯

人參 白朮土炒 肉桂去粗皮 白茯苓 山藥炒 黄耆蜜炙 甘草濕紙裹煨透 附子去皮臍湯泡浸

引用薑棗水煎服

定癇丹

人參 當歸 白芍炒各三錢 茯神 棗仁炒各五錢 遠志去心 琥珀各三錢 天竺黄四錢 白朮土炒五錢 橘紅 半夏薑製 天麻各二錢 鈎藤鈎四錢 甘草炙二錢

右爲細末煉蜜丸如榛子大每服一丸淡薑湯化服

四製抱龍丸

天竺黃五錢　辰砂二錢　膽星一兩　雄黃二錢　麝香一分五厘

右為極細末另用麻黃款冬花甘草各五錢煎湯去滓慢火熬成膏合藥末為丸如芡實大每服一丸薄荷湯化下

大青膏

天麻三錢　白附子二錢　青黛一錢研　蠍尾一錢去毒　硃砂一錢　天竺黃二錢　麝香三分　烏梢蛇肉一錢酒浸焙乾　右同研細煉蜜和膏每服大兒五分小兒三分薄荷湯化下

鎮驚丸

茯神 麥冬去心各五錢 辰砂 遠志去心 石菖蒲 棗仁炒谷三錢 牛黃一錢五分 川黃連生三錢 珍珠二錢 胆星五錢 鈎藤鈎五錢 天竺黃五錢 犀角三錢 甘草生二錢

共研細末煉蜜爲丸每丸重五分量兒與之用淡薑湯下

硃衣滾痰丸

礞石煅一兩 沉香五錢 黃芩七錢 大黃一兩 右爲細末水泛爲丸硃砂爲衣多寡量兒大小白滾水化服

妙聖丹

雄黃 蠍梢 硃沙 代赭石煅醋淬各二錢 巴豆去油三個

杏仁去皮尖炒二錢 共爲細末蒸棗肉丸如桐子大每服三五丸木香煎湯化下

化風丹

膽星二錢 羌活 獨活 天麻 防風 甘草生 荆芥穗 人參 川芎各一錢 右共爲細末煉蜜丸皂角子大每服一丸薄荷湯化開服

羌活桂枝湯

羌活 防風 麻黃 桂枝 天麻 大黃 甘草生 引用生薑水煎服

牛黃丸

膽星 全蠍去毒 蟬退各二錢五分 防風 牛黃 白附子生 殭蠶炒 天麻各一錢五分 麝香五分 右為細末煮棗去核皮取肉和丸如菉豆大每服三五丸生薑湯化下

消疳理脾湯

蕪荑 三稜 莪朮 青皮炒 陳皮 蘆薈 檳榔 史君子肉 甘草生 川黃連 胡黃連 麥芽 神麯炒 引用燈心水煎服

肥兒丸

人參二錢五分 白朮五錢土炒 茯苓三錢 黃連二錢 胡黃連

五錢　史君子肉四錢　神麯炒　麥芽炒　山查肉各三錢五

分　甘草炙一錢五分　蘆薈煨二錢五分

右為末黃米糊丸如黍米大每服二三十丸米湯化下

參苓白朮散

人參二錢　茯苓　白朮土炒　扁豆炒　薏米炒　山藥

炒各五錢　陳皮三錢　縮砂　桔梗各二錢　甘草炙一錢　建

蓮子去心五錢　共為細末每服一錢老米湯調服

柴胡清肝散

銀柴胡　梔子微炒　連翹去心　胡黃連　生地黃　赤

芍　龍胆草　青皮炒　甘草生　引用燈心竹葉水

煎服

蘆薈肥兒丸

五穀虫二两炒　蘆薈生　胡黃連炒　川黃連薑炒各一两

銀柴胡炒一两二錢　扁豆炒　山藥炒各二两　南山查二两五錢

蝦蟇四個煆　肉豆蔻七錢煨　檳榔五錢　史君子炒二两五錢

神麯二两炒　麥芽一两六錢炒　鶴風八錢炒　蕪荑一两炒

硃砂飛二錢　麝香二錢　共研為細末醋糊為丸如黍米

大每服一錢米飲下

加味逍遙散

茯苓　白朮土炒　當歸　白芍炒　柴胡　薄荷　甘

草炙　丹皮　梔子炒　引用薑棗水煎服

抑肝扶脾湯

人參　白朮土炒　黃連薑炒　柴胡酒炒　茯苓　青皮醋炒　陳皮　白芥子　龍膽草　山香　神麴炒　甘草炙

引用薑棗水煎服

珍珠散

珍珠三錢　麥冬去心五錢　天竺黃三錢　金箔二十五片　牛黃一錢　胡黃連三錢　生甘草二錢　羚羊角　大黃　當歸各三錢　硃砂二錢　雄黃一錢　茯神五錢　犀角三錢

右爲細末每服五分茵蔯湯調服

茯神湯

茯神　當歸　炙甘草　人參　引用龍眼肉水煎服

生地清肺飲

桑皮炒　生地黃　天冬　前胡　桔梗　蘇葉　防風　黃芩　生甘草　當歸　連翹去心　赤苓

引用生薑紅棗水煎服

甘露飲

生地黃　熟地黃　天冬　麥冬去心　枳殼麸炒　桔梗

黃芩　枇杷葉蜜炙　茵蔯蒿　石斛

引用紅棗肉水煎服

補肺散

茯苓 阿膠蛤粉炒 糯米 馬兜鈴 炙甘草 杏仁炒去皮尖 水煎服

金蟾丸

乾蝦蟆五個煅 胡連 黃連各三錢 鶴虱二錢 肉豆蔻煨 苦楝根白皮 雷丸 蘆薈生 蕪荑各三錢

右爲末麵糊爲丸菉豆大雄黃爲衣每服十五丸米湯化下

九味地黃丸

熟地 茱萸肉各五錢 赤茯苓 澤瀉 牡丹皮

山藥炒　當歸　川楝子　史君子各二錢肉　右為細末煉白蜜為丸如芡實大用滚白水研化食前服

調元散

人參　茯苓　白朮土炒　山藥炒　川芎　當歸　熟地　茯神　黃芪炙　甘草炙　白芍炒

引用薑棗水煎服

龍膽丸

龍膽草　升麻　苦楝根皮焙　赤茯苓　防風　蘆薈　油髮灰各二錢　青黛　黃連各三錢

右為細末猪胆汁浸糕糊丸如麻子大薄荷湯下量兒

大小與之

龍腦丸

龍腦　麝香各五分　雄黃一錢　胡黃連三錢　牛黃一錢

硃砂一錢五分　蘆薈生三錢　乾蝦蟇灰四錢

右爲細末熊胆合丸如麻子大每服三丸薄荷湯下

吹鼻龍腦散

龍腦　麝香少許各研細末　蝸牛殼炒黃　蝦蟇灰　瓜蔕

黃連　細辛　桔梗各等分　右爲細末入磁盒內貯之

每取少許吹入鼻中日吹二次

瀉肝散

生地　當歸　赤芍　川芎　連翹去心　梔子生　龍膽草　大黃　羌活　甘草生　防風

引用燈心水煎服

清熱退翳湯

梔子微炒　胡黃連　木賊草　赤芍　生地　羚羊角

龍膽草　銀柴胡　蟬退　甘草生　菊花　蒺藜

引用燈心水煎服

羊肝散

青羊肝一具去筋膜切韭葉厚片　人參　羌活　白朮土炒　蛤粉各等分

右爲細末令勻聽用將藥置荷葉上如錢厚一

層鋪肝一層包固外以新足青布包裹蒸熟任兒食之
如不食者及夏月恐腐壞則晒乾爲末早晚白湯調服
服完再合以好爲度若熱者減人參

清金散

生梔子　黄芩　枇杷葉蜜炙　生地　花粉　連翹去心
麥冬去心　薄荷　元參　生甘草　桔梗
引用燈心水煎服

化蟲丸

蕪荑　蘆薈生　青黛　川芎　白芷梢　胡黄連
川黄連　蝦蟇各等分　右爲細末猪胆汁浸糕爲丸如

麻子大每服二十丸食後杏仁煎湯下

鼻疳散

青黛一錢 麝香少許 熊膽五分

右爲細末乾者用猪骨髓調貼濕者乾上

吹鼻蟬殼散

蟬殼微炒 青黛研 蛇蛻皮灰 滑石 麝香細研各等分

右爲細末每用菉豆大吹入鼻中日三用之疳蟲盡出

消疳蕪荑湯

大黃 芒硝 蕪荑 蘆薈生 川連 胡黃連 黃芩 雄黃 水煎服服後便軟及不食者去大黃芒硝

加石膏羚羊角

牙疳散

人中白煆存性　綠礬燒紅　五棓子炒黑各等分　冰片少許

右爲極細末先用水拭淨牙齒再以此散敷之有虫者加檳榔

蘆薈丸

生蘆薈　青黛　硃砂　熊胆　胡黃連　貫衆　地龍微炒　川黃連　蟬蛻去足　雷丸各五錢　麝香一錢　蝦蟇一個酥塗炙焦　右爲細末用蝸角肉研和丸如麻子大每服五丸粥飲下量兒大小與之

金蟾散

蟾一枚（酥塗炙焦） 夜明沙（炒） 桃白皮 樗根白皮 地榆 黃柏 訶黎勒皮（煨） 百合 人參 大黃 白蕪荑（炒） 胡粉（各三錢） 檳榔（一錢） 丁香（三十七粒）

右爲細末每服五分粥飲調下

史君子散

史君子（十個瓦上炒爲末） 苦楝子（五個泡去核） 白蕪荑 甘草（各一錢胆汁浸一宿）

右爲末每服一錢水煎服

下蟲丸

苦楝根皮（新白者佳酒浸焙） 木香 桃仁（浸去皮尖） 綠包貫衆

蕪荑焙　雞心檳榔各二錢　輕粉五分　鶴虱炒一錢

乾蝦蟇炒黑三錢　史君子肉煨三錢取

右爲末麵糊成丸如麻子大每服二十丸滾白水下

柴胡飲

赤芍藥　柴胡　黃連　半夏薑製　桔梗　夏枯草

龍膽草　淅貝母　黃芩　甘草生　引用燈心水煎

服

五疳消積丸

史君子肉炒五錢　麥牙炒　陳皮　神麯炒　山查各一

兩　白蕪荑　黃連　胆草各三錢

右爲末陳米飯爲丸每服一錢米飲下

人參啟脾丸

人參五錢 白朮土炒五錢 白茯苓五錢 陳皮四錢 扁豆五錢炒 山藥炒五錢 木香煨二錢 穀芽炒二錢 神麯炒三錢 炙甘草二錢

右研細末煉蜜爲丸重一錢用建蓮湯化下

集聖丸

蘆薈微炒 五靈脂炒 夜明砂淘洗焙乾 縮砂 木香 陳皮 莪朮 史君子肉 黃連 川芎酒洗炒 乾蟾炙各二錢 當歸一錢五分 青皮製二錢 右爲細末用雄猪膽

二箇取汁和麵爲丸每服一錢米飲送下

人參丸

人參 麥冬去心 半夏薑製 大黃微炒 黃耆炙 茯苓
柴胡 黃芩 炙甘草 川芎 訶黎勒煨 鼈甲炙

右爲細末煉蜜爲丸如麻子大以粥飲下量兒大小用之

清熱和中湯

白朮土炒 陳皮 厚朴薑炒 赤苓 黃連 神麯炒
穀芽炒 史君子 生甘草 澤瀉 引用燈心水煎服

御苑勻氣散

桑皮蜜炒　桔梗　赤苓　甘草生　藿香　陳皮　木通　引用薑皮燈心水煎服

香連導滯湯

青皮炒　陳皮　厚朴薑炒　川黃連薑炒　生甘草　山查　神麯炒　木香煨　檳榔　大黃　引用燈心水煎服

清熱甘露飲

生地　麥冬去心　石斛　知母生　枇杷葉蜜炙　石膏煅　甘草生　茵陳蒿　黃芩　引用燈心水煎服

五虎湯

麻黃蜜炒　杏仁炒去皮尖　甘草生　白石膏研為末　細茶

引用生薑水煎臨時用藥沖石膏服

補腎地黃丸

熟地黃一兩五錢　山萸肉一兩　懷山藥炒　茯苓各八錢

牡丹皮　澤瀉各五錢　牛膝八錢　鹿茸五錢酥炙

為末蜜丸如梧桐子大每服二錢鹽湯下

扶元散

人參　白朮土炒　茯苓　熟地黃　茯神　黃耆蜜炙

山藥炒　炙甘草　當歸　白芍　川芎　石菖蒲

引用薑棗水煎服

小續命湯

人參　麻黄　川芎　黄芩　芍藥　甘草炙　防風

官桂去皮　附子泡去皮臍　杏仁炒去皮尖　漢防己

引用薑棗水煎服

烏藥順氣散

麻黄　白芷　川芎　桔梗　枳殼炒　殭蠶炒　烏藥　炮薑　生甘草　橘紅　引用葱白水煎服

加味六君子湯

人參　白朮　炮薑　陳皮　半夏製　茯苓　炙甘

草　升麻蜜炙　柴胡醋炒　肉桂　水煎服

加味六味地黃丸

熟地黃　山萸肉各一兩　懷山藥炒　茯苓各八錢　澤瀉　牡丹皮各五錢　鹿茸三錢炙　五加皮五錢　麝香五分

共爲細末煉蜜丸如梧桐子大大兒每服二錢小兒一錢五分鹽湯送下

補中益氣湯

人參　黃耆蜜炙　當歸土炒　炙甘草　陳皮　升麻土炒　柴胡醋炒　白朮土炒　引用薑棗水煎服

苣勝丹

當歸洗焙 生地黃 白芍炒各一兩 胡粉三錢 苣勝子二兩

碾 蜜丸米大黑豆湯下十丸

菖蒲丸

人參 石菖蒲 麥門冬去心 遠志去心 川芎 當歸酒洗 乳香 硃砂各一錢水飛

右爲細末煉白蜜爲丸如黍米大食遠用米湯送下

封顖散

栢子仁 防風 天南星各四兩

右爲細末每用一錢以猪膽汁調勻攤在緋絹帛上看顖大小剪貼一日一換不得令乾時時以湯潤動

烏附膏

雄黃二錢 川烏 附子各五錢生 為細末用生葱和根葉細切杵爛入前藥同煎成膏每早空心貼陷處

大連翹飲

柴胡 荊芥 連翹去心 木通 滑石水飛 梔子 蟬退去足翅 瞿麥 當歸 赤芍藥 黃芩 甘草生 防風 水煎服

防風升麻湯

麥冬去心 木通 甘草節 山梔 升麻 防風 引用淡竹葉水煎服

寬氣飲

杏仁去皮尖炒　桑白皮炒　橘紅　蘇子炒　枳殼麩炒

枇杷葉蜜炙　麥門冬去心　生甘草　苦葶藶

水煎服

百合丹

百合　天門冬　杏仁去皮尖炒　木通　桑白皮炒　甜葶藶　石膏各五錢　大黃三錢　共為細末煉蜜丸如菉豆大量兒大小服之臨臥滾白水送下

松蕋丹

松花　枳殼麩炒　防風　獨活各一兩　麻黃　川大黃

生　桂心　前胡各五錢

右爲細末煉蜜丸如黍米大每服十丸粥飲送下

大防風湯

人參　白朮土炒　茯苓　甘草炙　熟地黃　當歸身

白芍藥炒　川芎　黃耆炙　羌活　防風　附子

製　杜仲　牛膝

引用薑棗水煎服

曾氏蟠龍散

乾地蟠龍一兩去土焙　風化朴消二錢

右剉研爲細末仍和勻朴消每以二錢至三錢肛門濕

癎者乾塗乾燥者用清油調塗先用荆芥生葱煎水候溫洗浴輕與拭乾然後敷藥

皂刺大黃湯

皂刺　川大黃生各等分

量小兒年歲大小虛實酌其多少水酒煎服

蘆薈丸

蘆薈　子青皮　白雷丸　白蕪荑　川黃連　胡黃連　鶴虱草各一兩　木香三錢　麝香一錢

共研為細末蒸餅糊丸如麻子大每服一錢空心清米湯送下

桃仁丸

桃仁七錢半去皮尖炒微黃　白蒺藜微炒去刺　桂心　丹皮各五錢

黑牽牛一錢五分頭末

右為細末和蜜為丸如黍粒大每服十丸黃酒送下

烏梅散

烏梅肉　甘草半生半炙　元胡索各五錢　鉤藤鉤　乳香

沒藥各二錢五分

共搗粗末每服二錢水一鍾煎七分服

匀氣散

桔梗二兩炒　陳皮一兩去白　茴香炒　縮砂仁各五錢炒　甘

草炙四錢　薑炭二錢五分　共爲細末每服五分或一錢白滾水調下

白牽牛散

白牽牛半生半熟　甘草炙　橘紅　白朮土炒　桑白皮　木通各一錢　水煎服

五苓散

白朮土炒　赤茯苓各一錢五分　猪苓　澤瀉各錢　桂心五分　水煎服

立消散

赤小豆　風化消　赤芍　枳殼　商陸各五錢俱不宜見火曬乾

共碾為末用側柏葉煎湯候冷調敷腫處

十味蒼檗散

青皮醋炒　川附子泡　黃檗　南山查肉酒炒　蒼朮米泔水浸　香附製　益智仁　元胡索醋炒　桃仁　甘草炙

引用小茴香水煎服

金鈴散

三稜　莪朮各三錢　陳皮　赤茯苓各五錢　茴香三錢　甘草生二錢　檳榔　枳殼麩炒各三錢　鉤藤鈎　青皮各四錢炒　南木香三錢　金鈴子肉一兩　右除檳榔木香不過火餘焙共為細末每服半錢至一錢無灰酒調服

川楝丸

木香　檳榔　三稜　莪朮各三錢　青皮醋炒　陳皮各四錢　川楝肉八錢　芫花五分醋炒　辣桂二錢　牵牛二錢生取仁　巴豆三粒去油　右爲極細末麪糊爲丸如麻子大每服三四丸薑湯送下

加味香蘇散

蒼朮米泔水浸　陳皮　川楝肉　甘草　蘇葉　香附醋炒　引用連鬚葱白水酒兌煎服

加味失笑散

五靈脂　蒲黃隔紙炒　元胡索醋炒各等分

右爲細末每一二錢水酒調下

胡盧巴丸

胡盧巴炒　川楝子蒸去皮核焙各四錢　川烏去皮臍　巴戟肉各一錢五分　茴香三錢　吳茱萸半酒半醋浸一宿焙二錢五分　牵牛二錢炒

右爲細末酒麵糊爲丸如桐子大每服數丸空心溫酒下

疏風五苓散

防風　蒼朮米泔水浸　肉桂　羌活　猪苓　澤瀉　赤茯苓　白朮土炒　引用生薑水煎服

加味五苓散

金鈴子　白朮土炒　澤瀉　木通　茴香炒　赤茯苓
橘核仁　肉桂　檳榔　猪苓
引用生薑燈心水煎服

加味守效丸

南星　山查肉酒炒　蒼朮炒各二　白芷　半夏薑製　橘核仁　神麯炒各一兩　海藻　昆布各五錢　吳茱萸　青皮醋炒　元胡索醋炒　荔枝核炒各一兩　右爲末神麯糊爲丸如梧桐子大每服三十丸空心酒下

五福化毒丹

黑參　赤茯苓　桔梗各二兩　牙消　青黛　黃連

龍膽草各一兩 甘草生五錢 人參 硃砂各三錢 冰片五分

右研細末煉蜜為丸如芡實大金箔為衣每服一丸薄荷燈心煎湯化下

黃連膏

黃連三錢 當歸尾五錢 生地一兩 黃檗三錢 薑黃三錢

香油十二兩將藥煠枯撈去渣下黃蠟四兩溶化盡用夏布將油濾淨傾入磁盌內以柳枝不時攪之候凝為度

生肌玉紅膏

此治凡瘡已潰者先用甘草湯或豬蹄湯淋洗患處軟

絹挹净將此膏於掌中捺化搽新肉上外貼太乙膏護之每日洗換一二次

當歸二兩　白芷五錢　白蠟一兩　輕粉四錢　甘草一兩二錢　紫草二錢　瓜兒血竭四錢　麻油一觔

右將當歸白芷紫草甘草四味入油內浸三日大杓內慢火熬微枯色細絹濾清將油復入杓內煎滚入血竭化盡次下白蠟微火亦化用茶鍾四個預放水中將膏分作四處傾入鍾內候片時方下研極細輕粉各投一錢攪勻候至一日夜用之極效

消風導赤湯

生地　赤茯苓各一錢　牛蒡炒研　白鮮皮　金銀花

南薄荷葉　木通各八分　黄連酒炒　甘草生各三分

燈心五十寸水煎徐徐服

烏雲膏

松香末二兩　硫黄末一兩　研匀香油拌如糊攤南青布上少半指厚捲成條線紥之再用香油泡一日取出刮去餘油以火點着一頭下用粗碗接之布灰陸續剪去取所滴藥油浸冷水內一宿出火毒抹用

潤肌膏

香油四兩　奶酥油二兩　當歸五錢　紫草一錢

將當歸紫草入二油內浸二日文火煠焦去渣加黄蠟

五錢鎔化盡用布濾傾盌內不時用柳枝攪冷成膏每用少許日擦二次

羚羊角散

羚羊角鎊　麥冬去心　黃芩　知母　牛蒡子炒研　防風　元參各八分　甘草生二分　水二鍾淡竹葉十片煎六分食遠服

胃脾湯

白朮土炒　遠志去心　麥冬去心　沙參　茯神　陳皮各六分　五味子　甘草炙各五分　水二鍾煎六分食遠服

非疳散

冰片四分 人中白煆去臭氣存性 五棓子炒茶褐色存生各一兩

共為細末先用米泔水漱口後擦此藥

大連翹飲

連翹去心 當歸 赤芍 防風 木通 滑石水飛 牛蒡子炒研 蟬蛻去足翅 瞿麥 石膏煆 荊芥 甘草生 柴胡 黃芩 梔子生研 車前子各五分

水二鍾燈心二十根煎八分子與乳母同服

犀角解毒飲

牛蒡子炒 犀角 荊芥穗 防風 連翹去心 金銀花 赤芍藥 生甘草 川黃連 生地黃

引用燈心水煎服

藍葉散

藍葉(五錢) 黃芩 犀角屑 川大黃(剉微炒) 柴胡 梔子(生各二錢) 升麻(一錢) 石膏(一錢) 甘草(生一錢)

右爲粗末每服一錢水一盞煎五分去渣兌竹瀝一酒盃煎三兩沸放溫量兒大小用之氣怯弱者可去大黃

砭血法

口吮毒血各聚一處用細磁器擊碎取鋒芒者將筋頭劈開夾住用線縛定兩指輕撮筋梢令磁芒對聚血處再用筯一根頻擊刺出毒血砭後毒甚者以神攻散敷

之毒輕者砭後不可用恐皮膚既破草烏能作痛也如患在頭者不用砭法祇宜卧鍼倒挑患處出毒血則愈

神攻散

黄柏炒　草烏生

右各爲末等分用嗽口水調敷頻以嗽口水潤之

如意金黄散

此散治癰疽發背諸般疔腫跌撲損傷濕痰流毒大頭時腫漆瘡火丹風熱天泡肌膚赤腫乾濕脚氣婦女乳癰小兒丹毒凡一切諸般頑惡熱瘡無不應效誠瘡科之要藥也

南星 陳皮 蒼朮各二觔 黃柏 薑黃各五觔 甘草二觔 白芷五觔 上白天花粉十觔 厚朴二觔 大黃五觔

右爲極細末磁罐貯大藍葉根搗汁調敷加蜜亦可用治赤遊風及天泡火丹黃水漆瘡惡血攻注等証並效若湯潑火燒皮膚破爛者麻油調敷凡一切瘡毒紅腫未成膿者及夏月俱用茶清同蜜調敷如欲作膿者葱湯同蜜調敷漫腫無頭皮色不變濕痰流毒附骨疽鶴膝等証俱用葱酒煎調敷

涼心散

青黛 硼砂 黃柏 黃連人乳拌晒 人中白煅過各二錢

風化消一錢　冰片二分

右為極細末吹之甚效

通關散

半夏生　皂角　細辛　薄荷各等分

共為細末用筆管吹入鼻內少許

緩肝理脾湯

廣桂枝　人參　白茯苓　白芍藥炒　白朮土炒　陳皮　山藥炒　扁豆炒研　甘草炙

引用煨薑大棗水煎服

痘疹輯要

諸方

升麻葛根湯

升麻　葛根　赤芍藥　生甘草　芫荽　水煎服

此發表邪透痘疹兩得之方也如兼外感風寒身熱無汗頭疼身痛加麻黃薄荷羌活荆芥穗白芷川芎等表邪鬱於肺經咳嗽喘急加前胡桔梗杏仁蘇葉桑白皮如大小便秘腹作痛加大黃内熱熾盛加犀角黃連荆芥防風牛蒡子小便短濇加木通滑石車前子如肝心有熱發驚搐加川黃連鉤藤鈎羚羊角荆芥防風煩渴

加石膏麥冬花粉如傷食腹皮熱者加山查麥芽枳殼下利屬熱者加黃連黃芩胸膈有痰作嘔加半夏生薑咽痛加牛蒡子苦桔梗形氣怯弱者加人參黃芪諸方加減視此爲例

歸宗湯

大黃　生地　赤芍　山查　青皮　木通　荆芥穗　牛蒡子炒　加燈心水煎服

清解散

防風　荆芥　牛蒡子炒　生甘草　升麻　葛根

桔梗　川連　黃芩　蟬蛻　紫草茸　川芎　前胡

南山查　木通　連翹去心

加生薑燈心水煎服

蘇解散

川芎　前胡　牛蒡子炒　南山查　木通　生甘草

羌活　蘇葉　升麻　葛根　桔梗　荊芥　防風

加芫荽水煎服

寬中透毒飲

葛根　桔梗　前胡　青皮　厚朴薑炒　枳殼麩炒　南

山查　麥芽炒　蟬蛻　連翹去心　牛蒡子炒研　黃連

荊芥穗　生甘草

加生薑燈心水煎服

三豆湯

黑豆　赤小豆　菉豆每日各一酒鍾水煮爛滓亦可食

保元湯

人參　黃耆蜜炙　甘草蜜炙

加生薑水煎服

清地退火湯

地骨皮一錢　紫草　乾葛各八分　柴胡一錢五分　地膚子九分　連翹六分　當歸五分　木通三分　牛蒡子炒七分　蟬蛻去足翅四個　生薑一片用

涼血攻毒飲

大黃　荊芥穗　木通　牛蒡子炒　赤芍　生地

青皮　蟬蛻　紅花　紫草　葛根　丹皮

加燈心水煎服

清熱解毒湯

荊芥穗　木通　牛蒡子炒　生地　青皮　山查

丹皮　紅花　蟬蛻　前胡　紫花地丁　川連　滑

石　加燈心水煎服

必勝湯

大黃　荊芥穗　赤芍　青皮　生地　山查　木通

牛旁子炒　桃仁　紫花母丁　蟬蜕　葛根　地龍　紅花　加蘆根水煎服

千金內托散

人參　黃耆蜜炙　甘草蜜炙　官桂　當歸　白芍炒　川芎　白芷　南山查　厚朴薑炒　木香　防風

生薑水煎服

南金散

白殭蠶取直者炒　紫背荷葉取霜後搭水者各等分

爲末每服五分或一錢芫荽汁和黃酒少許調服

紫草飲子

紫草 蟬蛻 人參 穿山甲 枳殼麸炒 山查 木通 水煎服

保元化毒湯

人參 黃耆蜜炙 甘草炙 當歸 南山查 穿山甲炒 白芷 木香 殭蠶炒研 川芎 引加煨薑水煎服

補中益氣湯

黃耆蜜炙 白朮土炒 人參 升麻炒 柴胡炒 陳皮 甘草炙 當歸身 引用煨薑大棗水煎服

水楊湯

水楊柳叢生溪邊而細小亦有用觀音柳連枝葉剉細無葉時用枝條長流水煮六七沸先用升表或內托藥後將之以紙撚照法見有隱隱起發之意吉再洗以起發光壯為度否則津枯不必再洗如無此物以忍冬藤代之

寬中快癍飲

青皮醋炒　陳皮　枳殼麩炒　南山查　麥芽炒　木香

黃連生　連翹去心　厚朴炒　甘草生

引用生薑燈心水煎服

理中湯

白朮土炒　人參　乾薑　炙甘草

附子理中湯

人參 附子製 甘草炙 白朮土炒 乾薑

水煎服

當歸活血湯

當歸 川芎 赤芍 生地 紅花 紫草 熱而秘結者加芩連大黃

四君子湯

人參 白朮 茯苓 甘草 薑棗引

加味四君子湯

茯苓 白朮土炒 人參 陳皮 木香煨 甘草炙

黃連薑炒　黃芩　水煎服

九味神功散

人參　黃芪生　紫草茸　紅花　前胡　牛蒡子炒研

甘草生　白芍藥酒炒　生地黃

引用大棗水煎服

豬尾膏

割小雄豬尾提起兩耳滴血十數點和梅片小許兒大者五六厘小者三四厘調於湯劑內服或白湯和服如無片以蔴黃煎湯調服亦可

十全大補湯

人參　茯苓　白朮土炒　甘草炙　當歸　川芎　白芍炒　熟地黃　肉桂　黃耆蜜炙　引加煨薑水煎服

人參白朮散

藿香　白朮土炒　葛根　木香煨　甘草炙　白茯苓　人參　引用生薑水煎服

九味順氣散

白朮　白芷　青皮　白茯苓　陳皮　烏藥　人參各五分　甘草二分　木香一分五厘

快癍湯

人參五分　當歸　防風　木通各一錢　甘草三分　紫草

木香　蟬蛻各二分

黄耆建中湯

人參　黄耆蜜炙　桂枝　白芍炒　甘草炙　薑棗引

人牙散

不拘大小煆存性入韭汁製大牙三次小牙一次兒小二三分大四五分多則泄氣發痒麝香二分或紅麴亦可共爲末以雞冠血調成膏好酒半盞乳半盞葱白一根煎湯調服痘外感穢氣則陷入内食穢物則凸出牙麝皆穢物也况牙乃骨之餘麝透竅自骨髓達於皮毛矣一方牙灰少加血竭爲末糯米湯下

羌活救苦湯

羌活　白芷　川芎　蔓荆子　防風　黃耆生　連翹　大力子炒　升麻　桔梗　薄荷葉　人中黃燒灰存性各等分

參歸大補湯

人參　當歸　黃耆　甘草　白芷　川芎　防風　紫草茸　木香　南山查　厚朴薑炒　桔梗　引用生薑水煎服

臙脂膏

升麻煎濃湯去滓用綿胭脂於湯內揉出紅汁胭脂紅花所成

能活血散毒加雄黃末調勻貼患處或以木綿蘸汁熱塗之

涼血解毒湯

當歸　生地黃　紫草　丹皮　紅花　連翹去心　白芷　川黃連　甘草生　桔梗　引加燈心水煎服

通幽散

當歸尾　紅花　麻仁　熟地　桃仁　升麻　甘草　生地　水煎服能潤燥利便

猪膽導法

猪膽一枚入蜜少許調勻鵝毛管插入胆口線扎緊插入穀道內擠汁透入大便卽出

活血散

歸尾 紅花 紫草 赤芍 川芎各五錢 血竭一錢

木香二錢 共爲細末五歲上者一錢十歲上者倍之酒調服

芫荽酒

芫荽二兩切碎 黃酒四兩 同煎勿令泄氣放溫或噀飲或噀床壁

清毒活血湯

紫草茸 當歸 木通 生地黃 白芍酒炒 連翹去心

牛蒡子炒研 南山查 桔梗 黃連 黃芩 人參

黃耆生　引加燈心水煎服便秘加大黃

參歸鹿茸湯

人參　鹿茸炙　白酒　歸身　甘草炙　嫩黃耆蜜炙

引加糯米水煎服

芎歸保元湯

人參　甘草炙　黃耆蜜炙　當歸酒洗　川芎

引用龍眼肉水煎服

四物湯

當歸　川芎　生地　白芍炒

加味四物湯

生地酒洗 川芎 白芍酒炒 當歸酒洗 連翹去心 紫草茸酒洗 水煎服

甘桔湯

甘草一錢 桔梗一錢 食後服

八珍湯

當歸 生地 白芍 川芎 人參 白朮 茯苓 甘草

白朮散

人參五分 白朮一錢 木香二分 茯苓 葛乾各一錢 甘草 藿香各四分

五苓散

白朮土炒　澤瀉　猪苓　茯苓　官桂　引加燈心水煎服

四苓散

白朮　澤瀉　猪苓　茯苓

快斑越婢湯

黃耆蜜炙　桂枝　防風　白芍藥炒　甘草生

引用生薑紅棗水煎服

陳氏木香散

木香　大腹皮　人參　半夏　肉桂　赤茯苓　青皮　前胡　甘草　訶子火煨去核　丁香各等分

加薑煎虛者加黃耆糯米

加減陳氏木香散

木香 半夏 人參 肉桂 甘草 訶子火煨去核

香煨 白朮 肉豆蔻麵裹煨 白茯苓

加薑煎虛者加黃耆糯米

天水散

滑石六錢 甘草一錢 共爲末白湯調服 以蜜水調塗

痘亦好

益元散

滑石六錢 甘草一錢 硃砂水飛過三分

百花膏

石蜜白湯和鵝翎刷痂易落無痕

敗草散

多年屋上爛茅草擇净者爲末糝之墻上爛草亦佳以多受風露之氣故能解毒

白龍散

牛糞在雨露中多日乾而畧白者火煆成灰取中間白者絹袋裹之撲瘡上薦褥上篩些亦佳

內托散

黃耆蜜炙　人參　川芎　當歸　白芷　木香煨　桔

梗　厚朴薑炒　甘草炙　肉桂　防風

引用薑棗水煎服

　獨聖散

川山甲炒珠一錢　麝香一分　共爲細末用三五年以上大雄雞刺其冠取血同前末或入藥汁或酒調服

　回漿飲

人參　黃耆蜜炙　白茯苓　白朮土炒　何首烏炙　白芍炒　甘草炙

引用煨薑水煎服

　大連翹飲

連翹去心 防風 牛蒡子炒研 荊芥 黃芩 當歸

蟬蛻 柴胡 滑石 梔子 赤芍 車前子 木通

甘草生 引加燈心水煎服

清金導赤飲

白芍 當歸 陳皮 貝母 軟石膏 黃連 甘草

黃芩 白茯苓 杏仁 木通 枳殼 桑白皮

滑石 人參 元參 麥冬 車前子各等分

水煎服

四順清涼飲

白芍藥 當歸 甘草生 大黃生 水煎服

除濕湯

羌活　蒼朮米泔水浸炒　防風　赤苓　猪苓　澤瀉

白朮土炒　木通　薄桂

引加生薑燈心水煎服

清毒散

生地　赤芍　連翹去心　金銀花　牛蒡子炒研　木通

黃連　當歸　丹皮　甘草生　水煎服

當歸解毒湯

當歸　生地　大黃　麻仁　枳殼　紫草　連翹各等分　水煎服

荆防解毒湯

荆芥　防風　赤芍藥　生地黄　甘草生　金銀花

木通　桔梗　地骨皮　連翹去心

引加生薑水煎服

黄連解毒加味湯

黄連　黄芩　梔子　黄蘗　丹皮　生地黄　甘草

生金銀花　連翹去心　加燈心水煎服

解毒防風湯

黄芩　生地黄　甘草　連翹去心　牛蒡子炒研　荆芥

防風　金銀花　赤芍　升麻　引加生薑水煎服

人參清神湯

人參　黃耆　甘草　白茯苓　麥冬　陳皮　棗仁

黃連　當歸　白朮　棗一枚去核糯米一撮水煎

竹葉石膏湯

石羔　知母　甘草　麥冬　竹葉　人參水煎服

人參固肌湯

人參　黃耆　炙甘草　當歸　蟬蛻各一錢　加糯米

一撮

加减消毒飲

升麻　牛蒡子炒砂　山豆根　紫草　連翹去心　生地

黃　赤芍　川黃連　甘草生　引用燈心水煎服

當歸六黃湯

黃芩　黃柏　黃連　生地　熟地　當歸　黃耆生

水煎服

桂枝大黃湯

桂枝　白芍各二錢半　大黃一錢五分　甘草五分

薑引食前服

承氣湯去朴枳加芒硝甘草名調胃承氣湯

厚朴薑炒　枳實麩炒　大黃　水煎服

平胃散

蒼朮泔浸二錢　厚朴薑汁炒　陳皮去白　甘草炙各一錢

加味平胃散

此方醫宗金鑑斟擬於前方加入南山查麥芽炒神麯炒枳實炒各八分

芍藥防風湯

升麻　防風　陳皮　桔梗　川芎　白芍藥炒

導赤湯

木通　生地黃　淡竹葉　甘草梢

引用燈心水煎服

加味導赤散

生地　木通　生甘草　連翹　黃連　滑石　赤苓

麥冬去心　引用燈草水煎服

牛黃清心丸

牛黃二分五厘　辰砂一錢五分　黃連生用五錢　山梔　黃芩各三錢　鬱金二錢

共爲細末臘雪水調麪糊丸如黍米大每服七八丸燈心湯下

白虎湯

石膏煆五錢　知母二錢　甘草一錢　糯米一撮

人參白虎湯

人參一錢 知母三錢 甘草一錢 石膏五錢 糯米一合

涼膈白虎湯

薄荷 連翹去心 石膏生 知母生 黃芩 甘草生

梔子 大黃 朴消 引用粳米水煎服

寧神湯

人參 生地黃 麥門冬去心 梔子仁炒 黃連酒炒

石菖蒲 當歸身 甘草炙 辰砂

引用燈心水煎服

木香大安丸

山查肉 麥芽炒 神麯炒各一兩 枳實麩炒六錢 白朮一兩

土炒 萊菔子炒四錢 連翹去心五錢 黃連三錢薑炒 木香三錢

煨 縮砂仁五錢 陳皮八錢

右爲細末水泛爲丸炒陳倉米湯下量兒大小用之

梔子金花湯

黃芩 黃連 黃栢 大黃 梔子 水煎服

羌活湯

龍膽草 薄荷 防風 當歸 梔子 淡竹葉 羌活 甘草生 川芎

引加生薑水煎服

葛根解毒湯

葛根　升麻　天花粉　甘草生　麥門冬去心　生地

茅根　引用燈心水煎服

人參麥冬散

人參　白朮土炒　甘草　葛根粉煨　麥冬去心　升麻

引用糯米水煎服

生脉六均湯

人參　五味子　麥門冬去心　陳皮　半夏薑製　茯苓

白朮土炒　甘草炙

引用烏梅水煎服

杏蘇飲

蘇葉 枳殼麩炒 桔梗 葛根 前胡 陳皮 甘草生 半夏薑炒 杏仁去皮尖炒 茯苓

引用生薑水煎服

二陳湯

半夏薑製 陳皮去白 茯苓 甘草

加味二陳湯

麥門冬去心 前胡 栝蔞仁 陳皮 半夏薑製 茯苓

甘草生 枳殼麩炒 桔梗 杏仁炒去皮尖 黃芩

引用生薑水煎服

人參清膈散

人參　黃耆生　茯苓　白朮土炒　黃芩　當歸　白芍微炒　知母生　桔梗　甘草　柴胡　滑石飛　紫菀　地骨皮　桑皮炒

引用生薑水煎服

梔連二陳湯

陳皮　半夏薑製　茯苓　甘草生　梔子薑炒　川黃連薑炒

引用生薑水煎服

加味鼠粘子湯

桔梗　射干　連翹去心　荊芥　防風　山豆根　鼠粘子炒研　乾葛　水煎服

參砂和胃湯

人參　白朮土炒　藿香　茯苓　陳皮　半夏薑製　縮砂仁　甘草炙

引用煨薑水煎服

橘皮竹茹湯

橘紅　半夏薑製　麥門冬去心　枇杷葉薑炙　甘草生　竹茹　赤苓　人參

引用蘆根水煎服

加味解毒湯

元參　苦桔梗　麥門冬去心　當歸尾　赤芍　生地黃　連翹去心　牛蒡子炒研　丹皮　紅花　甘草生

木通　引用燈心水煎服

八正散

車前子　瞿麥　扁蓄　梔子仁　大黃　生甘草

木通　滑石

引用燈心水煎服

棗變百祥丸

青州棗三十枚去皮核　紅牙大戟去骨一兩

水一盞煎至盡爲度去大戟將棗焙丸木香湯送從小

至多以利爲度此利水峻劑非危急勿用忌甘草

柴苓湯

黃芩 半夏薑製 白朮土炒 甘草生 赤茯苓 猪苓 澤瀉 柴胡 引用生薑燈心水煎服

胃苓湯

陳皮 厚朴薑炒 赤苓苓 蒼朮米泔水浸炒 猪苓 澤瀉 白朮土炒 引用燈心水煎服

荳蔻丸

白龍骨煅 肉荳蔲麵裹煨去油 木香煨 砂仁 訶黎勒肉各五錢麵裹煨 赤石脂煅七錢五分 白枯礬三錢

共爲細末麵糊爲丸如黍米大每服三五十丸米飲下

辟穢香

蒼朮　大黃　茵蔯等分

右剉細棗肉爲餅爐中燒之能辟邪穢

辟邪丹

蒼朮可用黃速香代　乳香　降眞香　甘松　北細辛　芸香各等分

右爲末水丸豆大焚之

鷄冠血酒

用大雄鷄一隻先將白酒一杯炖溫刺雞冠血數點滴入杯內和勻仍炖溫調煎藥內服

四聖膏

菉豆四十九粒　豌豆四十九粒俱燒灰存性　珍珠一分煅　頭髮一分燒灰

右為細末以棉胭脂水調和成膏將銀針撥開瘡頭然後塗之

煮鍼法

甘草生　甘遂　川烏　草烏各等分　用水一鍾入砂罐內煮以水乾為度每次可煮四五鍼煮完入鵝翎筒內黃蠟塞口收之

拔疔散

硼砂　白礬　硃砂　食鹽用鐵銹刀燒紅將礬鹽放刀上煅之

各等分擇丁日午時研末爲之

黃連膏

黃連　黃栢　薑黃各三錢　當歸尾五錢　生地一兩

油十二兩將藥煠枯去渣下黃蠟四兩化盡夏布濾過入磁碗內柳枝不時攪之候凝爲度能潤一切瘡燥

瀉金散

犀角　大力子炒　紅花　生地　桔梗　赤芍　柴蘸　生甘草各一錢　水煎

消毒飲子

白茯苓　生地　連翹去心　大力子炒研　紅花　生甘

草　犀角　木通　赤芍各一錢

燈心二十根水煎

田螺水

大田螺一枚尖刀挑起螺靨入冰片末五厘平放磁盆內片時螺竅滲出漿水雞羽蘸點患處頻頻點之腫自消治痔瘡最妙

四聖丹

牛黃一錢二分　兒茶一錢七分　硃砂八分　珍珠二分

共爲細末胭脂汁調勻刺破去惡血點之

眞人解毒湯

忍冬花半斤 甘草一兩 木通 防風 荊芥 連翹各三錢

分三劑水酒各半煎以腫消痘出爲度

洗肝散

羌活 當歸尾 防風 山梔仁 穀精草 薄荷

生甘草 川芎

水煎食後服

加味龍胆湯

防風 木賊草 密蒙花 蟬蛻 蔓荊子 龍胆草

菊花 黃連 白芷 蒺藜 水煎服

兎糞丸

兎糞四兩 當歸五錢 石决明七孔者佳炙一兩 防風 木賊大節 白芍 草决明各一兩 穀精草二錢

蜜丸菉豆大每服四十丸荊芥湯下一方單用土糞炒乾爲末蜜丸菉豆大每服三十丸酒下

吹口丹

黃連 青黛 兒茶 氷片各等分 爲末吹之

清毒涼血飲

知母 石膏 生地 黃連 當歸 赤芍 大黃 山梔子 丹皮 荊芥穗 連翹去心

水煎服

人中白散

人中白煅二錢　雄黃八分　冰片四分　硼砂　青黛　兒茶各一錢　共爲細末搽敷患處

加味犀角湯

荆芥　防風　牛蒡子炒　甘草生　桔梗　升麻

犀角　麥冬去心　梔子　黃連　石膏煅　水煎服

瀉黃散

犀角　黃連　生地　青皮　木通　石膏　丹皮

荆芥穗　牛蒡子炒研　大黃　紅花　紫花地丁

引加燈心水煎服

和咽解毒湯

防風　山豆根　麥冬去心　牛蒡子炒　黑參　苦桔梗　生甘草　菉豆

水煎服

牛黃散

川黃連生　黃蘗生　薄荷各八分　雄黃　火硝　青黛各二分五厘　牛黃　冰片　硼砂　硃砂各一分

共爲細末每用少許吹患處

犀角地黃湯

犀角　丹皮　生地　白芍　水煎服

髮灰散

用少壯無病人之亂髮以皂角煮水洗凈油氣焙乾川新瓦確一個塡入內令滿凈瓦片蓋口鹽泥封之炭火圍礶之半煆一炷香取出候冷研細吹鼻中或用髮灰二分童便七分酒三分調服亦可止血

歸脾湯

人參　白朮土炒　甘草炙　黃耆蜜炙　棗仁炒研　遠志去心　龍眼肉　茯神　當歸　木香煨

引用薑棗水煎服

小柴胡湯

柴胡 人參 黃芩 半夏 甘草各等分 薑棗引

荆防敗毒飲

羌活 獨活 柴胡 前胡 荆芥 防風 生甘草
川芎 枳殼麸炒 桔梗 赤茯苓
引用生薑水煎服

解毒散

牛蒡子二錢 甘草 木通 防風 連翹 荆芥各一錢
金銀花五錢 水酒各半煎

生肌散

地骨皮 黃連炒 黃柏炒 五倍子炒 生甘草各等

分

爲末糁

五皮湯

地骨皮　五加皮　桑皮蜜炙　桂枝　薑皮　大腹皮

引用燈心水煎服

解毒內托湯

黃耆生　荆芥　防風　連翹去心　當歸　赤芍　金銀花　甘草節　木通

水煎服

紅玉膏

紫草一兩　紅花一兩　當歸二兩　黃蠟三兩　用香油半斤

先將藥煠焦去渣後下黃蠟令勻以冷為度攤貼患處

散風苦參丸

苦參四兩 大黃炒香 獨活 防風 枳殼炒數 元參

黃連各兩 黃芩 梔子生 菊花各一兩 共為末煉

蜜丸梧子大每服三十丸食後白滾水下茶酒亦可日

三服

麥錢散

小麥一合炒焦存性 硫黃四錢 白砒一錢 為末加烟膠末八

錢枯礬末川椒末各三錢共和勻先以葱湯洗淨患處

香油調塗油紙蓋紮三日一換

滲濕救苦散

蜜陀僧　滑石各一兩　白芷五錢

爲末瘡乾者白蜜調搽濕者乾擦

參麥清補湯

當歸　川芎　花粉　白芍酒炒　生地　人參　生黃耆　前胡　桔梗　牛蒡子炒研　生甘草　紅花　南山查　麥冬去心

引用生薑水煎服

四物解毒湯

當歸　白芍酒炒　生地　元參　梔子炒　川芎　生

甘草 黃連酒炒 黃栢酒炒 黃芩酒炒 水煎服

如聖散

當歸身 陳皮 白朮土炒 大腹皮 黃芩 縮砂仁連殼炒 生甘草 黑豆酒洗 桑上羊皃藤

水煎服

黑神散

當歸 川芎 熟地 青皮醋炙 香附醋炙 蒲黃 桂心 乾薑 水煎溫服

鬆肌通聖散

荊芥 羌活 牛蒡子炒研 防風 紫草 紅花

青皮 當歸 赤芍 紫花地丁 蜂房 山查 木
通 引用蘆笋芫荽水煎服
清金攻毒飲
牛蒡子炒研 甘草生 苦桔梗 元參 枳殼麸炒 殭
蠶炒 前胡 荆芥穗 大黃 山查 蟬蛻 山豆
根
引加燈心水煎服
涼膈攻毒飲
梔子生 黃連生 石膏生 荆芥 紫花地丁 枳
殼麸炒 桔梗 元參 生地 牛蒡子炒研 大黃 赤

芍 甘草生 薄荷 木通

引加燈心竹葉水煎服

散結湯

荆芥 羌活 牛蒡子炒 升麻 川芎 丹皮 紫花地丁 赤芍 木通 紫草 青皮 山查

引用蘆笋十株水煎服

二聖散

明雄黃 紫草各等分 共研為細末用油胭脂調上

宣毒發表湯

升麻 葛根 前胡 桔梗 枳殼 荆芥 防風

薄荷葉　木通　連翹去心　牛蒡子炒研　淡竹葉　生甘草　引用芫荽水煎服

內托散

綿黃耆　甘草　金銀花　牡蠣火淬二次各三錢

共為末水一盅煎七分入黃酒一鍾再煎至七分能治一切惡瘡隨瘡上下食前後服

消毒湯

紫花地丁去蘆　金銀花　當歸　大黃酒浸焙　赤芍

黃耆各五分　甘草一錢　加升麻三分

右作二服每服酒一鍾銀器煎半鍾

三黃石膏湯

麻黃　石膏　淡豆豉　黃柏　黃連　梔子　黃芩

水煎服

人參敗毒散

人參　川芎　羌活　獨活　前胡　枳殼麸炒　桔梗

柴胡　生甘草　赤苓

引用生薑水煎服

柴胡四物湯

白芍炒　當歸　川芎　生地　人參　柴胡　淡竹

葉　地骨皮　知母炒　黃芩　麥冬去心

引加生薑紅棗水煎服

荆防解毒湯

薄荷葉　連翹去心　荆芥穗　防風　黄芩　黄連
牛蒡子炒研　大青葉　犀角　人中黄
引用燈心蘆根水煎服

化毒清表湯

葛根　薄荷葉　地骨皮　牛蒡子炒研　連翹去心　防
風　黄芩　黄連　元參　知母生　木通　生甘草
桔梗
引用生薑燈心水煎服

麻杏石甘湯

石膏煅　麻黃蜜炒　杏仁去皮尖炒　生甘草

引用生薑水煎服

清氣化毒飲

前胡　桔梗　栝蔞仁　連翹去心　桑皮炙　杏仁炒

黃芩　黃連　元參　生甘草　麥冬去心　引用蘆根

水煎服

清金寧嗽湯

橘紅　前胡　生甘草　杏仁去皮尖炒　桑皮蜜炙　川連

栝蔞仁　桔梗　浙貝母去心　引用生薑紅棗水煎服

元參升麻湯

荆芥 防風 升麻 牛蒡子炒研 元參 生甘草

水煎服

涼膈消毒飲

荆芥穗 防風 連翹去心 薄荷葉 黄芩 生梔子

生甘草 牛蒡子炒研 芒硝 大黄生

引用燈心水煎服

加減涼膈散

薄荷葉 生梔子 元參 連翹去心 生甘草 苦桔

梗 麥冬去心 牛蒡子炒研 黄芩 水煎服

兒茶散

硼砂二錢 孩兒茶五錢 共為末涼水一盞調藥一匙服之

竹茹石膏湯

半夏薑製 赤苓 陳皮 竹茹 生甘草 石膏煅

引用生薑水煎服

清熱導滯湯

山查 厚朴薑炒 生甘草 枳殼麩炒 檳榔 當歸 白芍酒炒 條芩酒炒 連翹去心 牛蒡子炒研 青皮 黃連吳茱萸炒 引用生薑水煎服

加味平胃散

防風 升麻 枳殼麩炒 葛根 蒼朮炒 陳皮 厚朴薑炒 南山查 麥牙炒 生甘草

引用生薑燈心水煎服

黃連解毒湯

黃連 黃栢 黃芩俱酒浸炒 梔子仁炒各五分 水煎

馬鳴散

人中白五錢 五棓子生者一錢另用一錢同白礬煅 馬鳴退即蠶蛻紙火燒過二錢五分 白礬用五棓子一錢入礬於內煅枯二錢

爲細末先以濃米甘水洗瘡口乃傳之

加味消毒飲

荆芥穗　防風　牛蒡子炒　升麻　生甘草　赤芍　南山查　連翹去心　引用生薑水煎服

加減羌活散

羌活　前胡　薄荷葉　防風　川芎　枳殼麩炒　桔梗　蟬蛻　連翹去心　生甘草　赤苓

引用生薑水煎服

參蘇飲

人參　紫蘇　乾葛　前胡　半夏薑汁炒　茯苓各七分　陳皮去白　桔梗　木香　枳殼麩炒　甘草各二分　加薑棗煎

柴胡清熱飲

柴胡　黃芩　赤芍　生地　麥冬去心　地骨皮

生知母　甘草

引用生薑水煎服

婦科輯要

諸方

四物湯

地黃或生或熟　芍藥或白或赤　當歸各二錢　川芎一錢

水煎服

芩連四物湯即四物湯加黃芩黃連

薑芩四物湯即四物湯加薑黃黃芩延胡索香附丹皮

桃紅四物湯即四物湯加桃仁紅花

知栢四物湯即四物湯加知母黃栢

荊芩四物湯即四物湯加荊芥黃芩

膠艾四物湯 即四物湯加阿膠艾葉甘草

地骨皮飲 即四物湯加丹皮地骨皮

玉燭散 即四物湯加大黃芒硝甘草

三黃四物湯 即四物湯加大黃黃芩黃連

當歸補血湯

當歸三錢 黃耆蜜炙一兩 水煎服

聖愈湯

熟地酒拌蒸半日 白芍酒拌 川芎 人參各七錢五分 當歸酒洗 黃耆各五錢炙 水煎服

過期飲

熟地 白芍炒 當歸 香附各二錢 川芎一錢 紅花七分 桃仁泥六分 蓬莪茂 木通各五分 甘草炙 肉桂各四分 木香八分

水二鍾煎一鍾食前溫服

當歸建中湯

當歸一兩 白芍二兩 肉桂一兩 甘草炙七錢 飴糖

右㕮咀每服三錢加生薑棗水煎空心服

人參養榮湯即十全大補湯去川芎加陳味十全方見第八十二頁

小柴胡湯

柴胡 黃芩 人參 半夏 生薑 大棗 甘草

清熱行血湯

桃仁 紅花各一錢 丹皮 五靈脂 生地各一錢 甘草五分 穿山甲 赤芍各一錢

水煎服

加味烏藥湯

烏藥 縮砂仁 木香 延胡索 香附製 甘草 檳榔各等分 右細剉每服七錢生薑三片水煎溫服

琥珀散

三稜 莪朮 赤芍 當歸 劉寄奴 丹皮 熟地 官桂 烏藥 延胡索各一兩

右前五味用烏豆一升生薑半斤切片米醋四升同煮豆爛爲度焙乾入後藥同爲末每服二錢溫酒調下空心食前服

大溫經湯

吳茱萸泡湯 丹皮 白芍 人參 肉桂 當歸 川芎 阿膠碎炒 甘草各一錢炙 麥冬去心二錢 半夏二錢五分

右加生薑水煎食前服

吳茱萸湯

當歸 肉桂 吳茱萸 丹皮 半夏製 麥冬各二錢

防風 細辛 藁本 乾薑 茯苓 木香 炙甘草

各一錢　水煎服

理中湯

白朮　人參　乾薑　甘草炙各一錢

右剉水煎服

參苓白朮散

人參　白朮土炒　茯苓　山藥炒　甘草　蓮肉去心

白扁豆各錢半炒　陳皮　薏仁炒　砂仁　桔梗各八分

右為細末每服二錢薑棗湯調服

犀角地黃湯

芍藥七錢五分　生地半斤　牡丹皮一兩去心淨酒浸　犀角一兩如無

以川升麻代

右㕮咀每服五錢水煎服有熱如狂者加黃芩二兩

三和湯

當歸　川芎　大黃　朴消　白芍　地黃　黃芩

梔子　連翹　薄荷　甘草各等分

右剉每服八錢水煎服

小調經散

白芍　當歸　没藥　琥珀　桂心各一錢　細辛　麝香各五分

右爲末每服五分薑汁温酒各少許調服

茯苓導水湯

茯苓　檳榔　猪苓　縮砂　木香　陳皮　澤瀉

白朮　木瓜　大腹皮　桑白皮　蘇梗各等分

右加薑煎服脹加枳殼喘加苦葶藶子腿脚腫加防巳

逍遥散

當歸酒炒　白芍酒炒　白茯苓　柴胡各一錢　甘草炙五分

白术土炒一錢　水一盞半加薄荷煨薑煎服

加味逍遥散即前方加丹皮梔子

大黄䗪蟲丸

大黄　赤芍　生地　桃仁　杏仁　乾漆　甘草

䗪蟲　虻蟲　蛭蟲　蠐螬　黄芩各等分

右末煉蜜丸每服丸數量虛實增減

澤蘭葉湯

澤蘭葉三兩 當歸 白芍各一兩 甘草五錢

右爲粗末每服五錢水二盞煎一盞溫服

栢子仁丸

栢子仁炒另研 牛膝酒洗 卷栢各五錢 澤蘭葉 續斷各三兩 熟地三兩五錢酒浸半日石臼內杵成膏

右爲細末煉蜜丸如桐子大空心米飲下三十丸

芩心丸

用黃芩心枝條者三兩米泔浸七日炙乾又浸又炙如此次

右爲末醋丸如桐子大每服七十丸空心温酒送下日進二服

益陰煎

生地三錢　知母　黃栢各二錢　龜板四錢醋炙　縮砂仁　甘草炙各一錢　右剉水煎服

歸脾湯

人參　黃耆炙　白朮土炒　茯神　當歸　龍眼肉　遠志去心　棗仁炒各一錢　木香五分　甘草炙五分　剉薑棗水煎服

調經升陽除濕湯

黃耆　蒼朮　羌活各一錢五分　防風　藁本　升麻

柴胡　甘草炙各一錢　獨活五分　蔓荊子七分　當歸

㕮咀水五大盞煎至一大盞去滓稍熱服空心服畢待少時以早膳壓之

補中益氣湯

黃耆　人參　白朮　甘草炙各一錢　當歸　陳皮各七分

升麻　柴胡各三分　右剉薑棗水煎服

地榆苦酒煎

地榆一兩　醋煎露一宿次蚤溫服立止止後隨証調治之苦酒卽酢也

導水丸

牽牛頭末 滑石水飛 黃芩 川大黃

右末蒸餅爲丸量虛實服

清白散

當歸 黃柏鹽水泡 白芍炒 樗根皮酒炒 生地 川芎 貝母各一錢 炮薑 甘草各五分

右剉生薑三片水煎服一方無樗皮貝母有椿皮

萬安丸

牽牛頭末 胡椒 木香 石茴香各等分焙

右末水泛爲丸量虛實服

四君子湯

人參　白朮土炒　茯苓各二錢　甘草一錢

右剉薑棗水煎服

六君子湯即四君子湯加陳皮半夏

異功散即四君子湯加陳皮

八味地黃丸

熟地八兩　萸肉四兩　淮山藥四兩　丹皮　澤瀉　白茯苓各三兩　附子製　肉桂各一兩　煉蜜丸梧子大鹽湯下

固精丸

牡蠣煅粉　兎絲子酒蒸焙　韭子炒　龍骨　五味子

白茯苓　桑螵蛸酒炙　白石脂各等分

右爲末酒糊丸如桐子大每服七十丸空心米湯下

威喜丸

白茯苓四兩去皮作塊用猪苓二錢五分同於磁器内煮二十餘沸出曬乾不用猪苓　黄蠟四兩

右以茯苓爲末煉黄蠟爲丸如彈子大空心細嚼滿口生津徐徐咽服以小便清爲度忌米醋只吃糠醋忌動氣

烏藥散

烏藥　莪茂　桂心　當歸炒　桃仁　青皮　木香

各等分 右爲末每服二錢熱酒調下

血竭散

眞血竭（如無紫礦代） 當歸 赤芍 蒲黃 延胡索

右等分碾細頻篩再研取盡爲度每服一錢用童便合好酒半大盞煎一沸溫調下方產下時一服上牀良久再服其惡血自循經下行不致衝上免生百病（一方加桂心）

大七氣湯

三稜 莪茂（各煨切） 青皮（去穰） 陳皮（去白） 木香 藿香

益智仁 桔梗 肉桂 甘草（炙各七錢五分）

右㕮咀每服五錢水二鍾煎至一鍾食前溫服

開鬱正元散

白朮 陳皮 青皮 香附 山查 海粉 桔梗 茯苓 砂仁 延胡索 麥芽炒 甘草炙 神麯炒各等分

右剉每服一兩生薑三片水煎服

葱白散

當歸 熟地 赤芍 川芎 人參 茯苓 枳殼 肉桂 厚朴 乾薑 木香 青皮 莪茂 三稜 茴香 神麯 麥芽 苦楝子各等分 右末加葱白三寸食鹽五分煎服三錢大便結燥去鹽加大黃便自利加訶子

當歸散

當歸　川芎各二錢　鱉甲醋炙三錢　吳茱萸　桃仁十五粒

赤芍　肉桂各一錢　檳榔　青皮各八分　木香　莪茂

川大黃各七分

右爲末每服一錢水一盞入乾胭脂一錢同煎六分服

食後

失笑散

五靈脂　蒲黃各等分　爲末先用釅醋調二錢熬膏入

水一盞煎至七分食前熱服良驗

桃奴散

桃奴炒　雄鼠糞兩頭尖者是炒　延胡索　五靈脂　肉桂

香附炒 砂仁 桃仁各等分

爲末每服三錢酒調下

加味六君子湯 一方多旋花一味

人參 白朮土炒 茯苓 陳皮 半夏製各一錢五分 甘草炙五分 藿香 枇杷葉炙各一錢 縮砂仁 枳殼炒各八分

右剉加生薑煎服

加味溫膽湯

陳皮 半夏製 茯苓各一錢 甘草炙五分 枳實 竹茹 黃芩各一錢 黃連八分 麥冬二錢 蘆根一錢

右剉薑棗煎服

平胃散

厚朴薑汁炒　蒼朮米泔浸炒　陳皮　甘草炙

右爲末每服三錢加薑煎服

佛手散

川芎二兩　當歸三兩　右爲細末每服二錢水一盞酒一
分煎七分溫服

芎歸湯即佛手散不爲末耳

加味芎歸飲

川芎二錢　當歸五錢　人參一錢　吳茱萸五分　阿膠二錢
蘄艾八分　甘草炙五分

右剉水煎服

導赤散

生地三錢 木通二錢 甘草稍一錢 燈心一團煎服

五苓散

白朮 茯苓 猪苓 澤瀉各二錢五分 桂三分

右剉作一服水煎服

知母飲

知母 麥冬 甘草各五錢 黄耆 子芩 赤苓各七錢五分

右㕮咀每服四錢水一盞煎至七分去滓入竹瀝一合温服

紫蘇飲

當歸　川芎　白芍各二兩　陳皮　蘇莖葉　大腹皮各一兩　甘草炙五錢　人參量虛實用

右㕮咀每服五錢水二盞生薑五片煎一盞去滓日進二服有熱加黃芩竹茹煩加羚羊角有食加山查神麯

羚羊角散一方無歸芎二味

羚羊角鎊　獨活　酸棗仁　五加皮　防風　薏苡仁　杏仁　當歸酒浸　川芎　茯神去木各五分　甘草　木香各二分

右㕮咀加生薑五片煎服

鈎藤湯

鈎藤鈎　當歸　茯神　人參各一兩　苦桔梗一兩五錢　桑寄生五錢

右爲粗末每服五六錢水二盞煎一盞去滓溫服無時忌猪肉菘菜煩熱加石膏二兩半臨產月加桂心一兩

二陳湯

半夏薑製二錢　陳皮去白　茯苓一錢　甘草五分　加薑煎

桔梗湯一方多杏仁百合前胡三味

天冬去心　赤苓各一錢　桑皮　桔梗　紫蘇各五分　麻黄去節三分　貝母　人參　甘草炙各二分　加生薑水煎服

麥味地黄湯

熟地四錢 山萸肉二錢 山藥二錢 五味子十二粒 澤瀉

茯苓 丹皮各一錢五分 麥冬二錢

對水煎服

五淋散

赤芍 山梔子各二錢 赤苓一錢二分 當歸一錢 子芩六分

甘草五分 水煎服

阿膠湯 金鑑論激經屬熱者阿膠湯方用四物加阿膠黑杷側栢黃芩與此異須辨

阿膠炙燥 熟地焙 艾葉微炒 川芎 當歸切片 杜仲去粗皮炙

白朮各一兩 右㕮咀每服四錢水一盞半棗三枚擘破同煎至八分去滓食前服

黃耆湯

糯米一合　黃耆二兩　川芎一兩

右細剉水二大盞煎至一盞溫服一方無川芎

銀苧酒

苧麻根二兩　紋銀五兩　清酒一盞

右以水二大盞煎至一大盞去滓分溫二服

甘麥大棗湯

甘草三兩　小麥一升　大棗十枚

右以水六升煮取三升分溫三服亦補脾氣

益母丸

茺母草五月五日六月六日采之陰乾忌鐵

右一味以石器碾爲細末煉蜜丸彈子大每用一丸童便好酒各半研化服之

六味地黃湯

熟地八錢 山萸肉 山藥各四錢 丹皮 澤瀉 茯苓各三錢

右清水煎服

十聖散

人參 黃耆 白朮 熟地 砂仁各五分 甘草炙

當歸 川芎 白芍各一錢炒 川續斷八分

剉水煎服

回生丹

錦紋大黃一斤爲末 蘇木三兩打碎用河水五碗煎汁三碗聽用 大黑豆三升水浸取殼用絹袋盛殼同豆煮熟去豆不用將殼晒乾其汁留用 紅花三兩炒黃色入好酒四碗煎三五滾去渣取汁聽用 米醋九斤陳者佳 將大黃末一觔入淨鍋下米醋三觔文火熬之以桑木筋不住手攪之成膏再加醋三觔熬之又加醋三觔次第加畢然後下黑豆汁三碗再熬次下蘇木汁次下紅花汁熬成大黃膏取入瓦盆盛之大黃鍋粑亦鏟下入後藥同磨 人參 當歸酒洗 川芎酒洗 香附醋炒 延胡索酒炒 蒼朮米泔浸炒 蒲黃隔紙炒 茯苓 桃仁去皮尖油各一兩 川牛膝五錢

酒洗甘草炙地榆酒洗川羌活廣橘紅白芍酒洗各五錢木瓜青皮去穰炒各三錢乳香沒藥各二錢益母草三兩木香四錢白朮米泔浸炒三錢烏藥二兩半去皮艮薑四錢馬鞭草五錢秋蔡子三錢熟地一兩酒浸九坎蒸晒如法治就三稜五錢醋浸透紙裹煨五靈脂五錢醋煮化焙乾研細山萸肉五錢酒浸蒸搗

右三十味并前黑豆殼共晒為末入石白內下大黄膏拌勻再下煉熟蜜一觔共搗千杵取起為丸每丸重二錢七分靜室陰乾須二十餘日不可日晒不可火焙乾後只重二錢有零鑠蠟護之即蠟丸也用時去蠟殼調

服

八珍湯

人參 白朮土炒 茯苓 甘草 熟地 當歸 川芎

白芍各等分 加薑棗煎服

香稜丸

木香 丁香各五錢 枳殼麩炒 三稜酒浸一夕 莪茂細剉每一

兩用巴豆三十粒去殼同炒 青皮炙 川楝子肉

待巴豆黃色去巴豆不用

蘹香 右爲末醋煮麵糊丸如桐子大硃砂爲衣每服

三十丸薑鹽湯送下或溫酒下無時

治祟方

喻嘉言曰楊季登次女病多汗食減肌削診時手間心掣肉顫身倦氣怯余曰此大驚大虛之候宜從温補者也遂於補劑中多加茯神棗仁投十餘劑全不對病余爲徘徊治法因自訐曰非外感也非內傷也非雜証也虛汗振掉不寧能受補藥而病無增減且閨中處子素無家難其神情渾似喪敗之餘此曷故耶忽而悟曰此必邪祟之病也何爲其父不言甚有可疑往診問其面色曰時赤時黃余曰此証確有邪祟附入臟腑吾有神藥可以驅之季登纔曰此女每晚睡去口流白沫戰慄而絶以薑湯灌至良久方蘇挑燈侍寢防之亦不能止

因見所用安神藥甚當兼恐壻家傳聞故不敢明告也余曰何不早言吾一劑可愈乃以犀角羚羊角龍齒虎威骨牡蠣粉鹿角霜人參黃耆等藥合末令以羊肉半斤煎取濃汁三盞盡調其末一次服之果得安寢竟不再發相傳以爲神異余蓋以祟附於身與人之神氣交持亦逼處不安無隙可去故用諸多靈物之遺形引以羊肉之羶俾邪祟轉附骨角移從大便而出倣上古遺精變氣祝繇遺事而充其義耳吾鄉熊仲紓先生幼男去疾髫齡患一奇証食飲如嘗但脈細神呆氣奪色夭仲翁曰此何病也余曰病名淹牒左傳所謂近女室晦

即是此病彼因近女又遭室晦故不可爲令郎受室晦之邪而未近女是可爲也即前方少加牛黃丸服旬日而安

灸鬼法 見針灸

開骨散

當歸五錢 龜板三錢醋炙研 川芎二錢 婦人髮一團生過子女者

水煎服

滑胎煎

當歸三五錢 川芎七分 杜仲炒二錢 熟地三四錢 枳殼七分 山藥二錢 水二鍾煎八九分食前溫服

十全大補湯

人參　白朮　茯苓　黃耆　當歸　熟地　白芍

川芎各一錢　肉桂　甘草炙各五分　加薑棗水煎服

奪命散

沒藥　血竭各等分

右研爲細末纔產下便用童便細酒各半盃煎一兩沸調下二錢良久再服其惡血自下行便不衝上免生百病

清魂散

澤蘭葉　人參各二錢　川芎五錢　荆芥穗一兩　甘草二錢

右爲末用溫酒熱湯各半盃調一錢灌之下咽服
卽開氣定卽醒

香桂散

當歸 肉桂 川芎各等分 爲末酒調服

延胡索散

當歸 赤芍 生蒲黃 桂心 琥珀 紅花 延胡索各等分 右以好醋浸一宿焙乾爲末每服二錢酒調

胃關煎

熟地五錢 山藥炒一錢 白扁豆炒二錢 甘草炙一錢 焦乾薑一錢 白朮二錢 吳茱萸五分 水煎服

大巖蜜湯

當歸　熟地　白芍各二錢　乾薑　肉桂各一錢　吳茱萸　獨活　遠志炙　細辛　甘草各八分炙　水煎服

小調中湯

茯苓　當歸　白芍　陳皮各一錢　白朮一錢五分

右作一劑煎湯服

枳朮湯

枳實二兩炒　白朮二兩土炒　加薑水煎服

生化湯

當歸　川芎　丹參　桃仁　紅花　薑炭

水酒各半煎

七珍散

人參　石菖蒲　生地　川芎各一兩　細辛一錢　防風　硃砂各五錢另研　右為細末每服一錢薄荷煎湯調服

人參澤蘭葉湯

人參五錢　澤蘭葉　丹皮　牛膝各二錢　生地三錢　熟地五錢　藕節五枚煎沖童便服

妙香散

甘草五錢炒　遠志製去心　山葯薑汁炙　茯苓　茯神去木　黃耆炙各一兩　人參　桔梗各五錢　辰砂三錢另研　麝香二錢

另研 木香一錢五分

右爲細末每服二錢當歸熟地煎湯調下

生脉散

人參 麥冬 五味子

竹葉歸耆湯

人參 白朮土炒 當歸 黃耆炙各二錢 竹葉二十片 甘草炙五分

右剉水煎服

旋覆花湯

旋覆花 赤芍藥 荊芥穗 半夏麯 前胡 甘草炙 茯苓 五味子 杏仁去皮尖麸炒 麻黃各等分

右㕮咀每服四錢水一盞半生薑三片棗一枚煎至七分去滓食前温服有汗不宜用

槐連四物湯

當歸　川芎　赤芍　生地　槐花　黄連各一錢炒　御米殼五分去蒂蜜炙　水煎服

芍藥湯

芍藥炒　當歸　黄連炒各五錢　檳榔　木香　甘草炙各二錢　桂二錢五分　黄芩炒三錢

每服五錢水煎如不減加大黄此證又有因中氣虚弱脾氣鬱結者治當審察

眞人養藏湯

人參 白朮 白芍各二錢 肉桂 肉豆蔻 訶子各一錢煨 木香 甘草 罌粟殼各八分 薑棗煎服

黃耆當歸散

人參 白朮土炒 黃耆 當歸 白芍各三錢 甘草八分

右剉加薑棗水煎服

湧泉散

白丁香 王不留行 花粉 漏蘆各一錢

猪蹄湯煎服一方有殭蚕

免懷散

紅花　赤芍　歸尾　牛膝各二錢　水煎服

消毒飲

青皮　白芷　當歸　柴胡　浙貝母　殭蠶　花粉

金銀花　甘草節各等分

水煎服

立效散

括蔞實　乳香　没藥　當歸　甘草　皂角刺

酒煎服

十六味流氣飲

當歸　白芍　人參　黃耆　川芎　防風　蘇葉

白芷　枳殼　桔梗　甘草　檳榔　烏藥　厚朴
官桂　木通　水煎服

連翹飲

防風　元參各二錢　白歛　芒消　大黃　射干各一錢
升麻五分　白芍一錢　甘草五分　杏仁二十粒
加薑水煎服

龍膽瀉肚湯

生地二錢　木通　車前子各一錢五分　澤瀉　黃芩各二錢
當歸二錢　黑梔仁　龍胆草各一錢　甘草生五分　柴胡
燈草一團水煎服

獨聖散

甜瓜蒂炒黃研末每服一二錢酸虀汁或熟水調下得吐則止不必盡劑欲吐不吐者含糖一塊即吐吐時須令閉目以吐能令人目翻也緊束肚腹吐不止者溫水調麝香少許服之即止

三聖散

防風去蘆三錢　藜蘆去苗及心五分　甜香蒂炒黃三錢

共爲末每服二三錢服法同煎止藜蘆吐者用濃煎葱湯解之

禹功散

黑牽牛頭末四兩　茴香炒一兩　或加木香一兩

爲細末以生薑自然汁調一二錢臨臥服

無憂散

黃耆　木通　桑白皮　陳皮各一兩　胡椒　白朮

木香各五錢　牽牛頭末四兩

爲細末以生薑自然汁調三五錢食後服

桂苓白朮丸

官桂　茯苓　半夏各一兩　白朮　乾薑各二錢五分　橘

紅去白　澤瀉　黃連各五錢　黃柏二兩

麴糊丸小豆大每服三五十丸食後薑湯下

桂苓白朮散

官桂　茯苓　白朮各五錢　甘草　澤瀉　石膏　寒

水石各一兩　滑石二兩

爲細末白湯調三錢食後服新水生薑湯亦可

白朮調中湯

白朮　茯苓　陳皮去白　澤瀉各五錢　甘草一兩　乾薑

官桂　砂仁　藿香各二錢五分

爲細末白湯化蜜少許調下二錢無時若蜜丸可每丸

重一錢

滌痰湯

治婦人肥盛者多不受孕以身中有脂膜閉塞子宮也

以此湯送後丸藥　當歸一兩　茯苓四兩　川芎七錢五分

白芍藥 白朮土炒 半夏製 香附米 陳皮 甘草各一兩

右作十貼每貼薑三片水煎呑後丸子

滌痰丸

白朮土炒二兩 半夏麴 川芎 香附米各一兩 神麯炒 茯苓各五錢 橘紅四錢 甘草二錢

右為末粥丸每服八十九如熱者加黃連枳實各一兩

導水丸

大黃 黃芩各二兩 滑石 黑丑頭末各四兩